中国近代西医缘起与中山大学医科起源

Zhongguo Jindai Xiyi Yuanqi Yu Zhongshandaxue Yike Qiyuan

陈小卡　王斌　编著

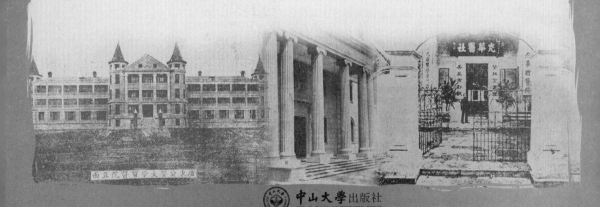

版权所有　翻印必究

图书在版编目（CIP）数据

中国近代西医缘起与中山大学医科起源/陈小卡，王斌编著. —广州：中山大学出版社，2016.11
ISBN 978-7-306-05869-0

Ⅰ. ①中… Ⅱ. ①陈… ②王… Ⅲ. ①医学史—研究—中国—近代 ②中山大学—医学教育—教育史—近代 Ⅳ. ①R-092 ②G649.286.51

中国版本图书馆 CIP 数据核字（2016）第 248010 号

出版人：	徐　劲
策划编辑：	黄浩佳
责任编辑：	黄浩佳
封面设计：	林绵华
责任校对：	谢贞静
责任技编：	何雅涛
出版发行：	中山大学出版社
电　　话：	编辑部 020-84110283，84111996，84111997，84113349
	发行部 020-84111998，84111981，84111160
地　　址：	广州市新港西路135号
邮　　编：	510275　　传真：020-84036565
网　　址：	http://www.zsup.com.cn
	E-mail: zdcbs@mail.sysu.edu.cn
印　刷　者：	佛山市浩文彩色印刷有限公司
规　　格：	787mm×1092mm　1/16　15.5 印张　240 千字
版次印次：	2016 年 11 月第 1 版　2016 年 11 月第 1 次印刷
定　　价：	78.00 元

如发现本书因印装质量影响阅读，请与出版社发行部联系调换

序

中国近代西医滥觞于南粤,并成为中山大学医科的源头,且以其独有方式影响近代中国。中国近代西医史如此开篇,中国医学史从传统走向现代的根本性转折这样开始,有着独特历史原因。

广州自古是中外海上贸易与文化交流大港,在清代乾隆二十二年至鸦片战争的这段历史时期,更成为中国唯一对外通商口岸,因而当地最先接触到近代传入中国的西方科学文化。以广州为岭南地域文化中心的南粤这方水土上的人们,受岭南文化开放兼容之风神熏陶,较易接受西方先进文化。中国中央集权制传统社会晚期的统治者虽闭关自守,排拒西方文化,但对西方医学传入内地的限制却相对宽松。来华传教的西方基督教传教士喜用行医辅助传教。在广州口岸的十三行行商与外国商人愿意协助引入西方医学进中国。这使西方医学先于其他西方科学学科传入中国。在近代西方科学文化飞跃进步基础上发展起来的近代西医,在许多方面展现出优于相对滞后的中国传统医学的医效,有利于近代西方医学先经广东传入中国内陆。中国近代西医,在这样独特历史条件下诞生,亦成为中山大学医科的滥觞源头。西方医学的种子,乘近代前后随基督教文明崛起而劲起飚旋之西风,东来入华,洒落珠江三角洲土地上萌芽生长,中国近代西医出世。

中山大学医科的源头,可追溯到1835年建于广州的中国近代第一家西医院——新豆栏医局,后称博济医院,1866年在博济医院内建成中国近代第一所西医学府,这也是近代中国最早出现的科学教育模式,1886年孙中山先生在此学医。这所医校后来发展为岭南大学医学院，它与由始建于1908年的广东光华医学堂发展而成的广东光华医学院、由创建于1909年的广东公医学堂发展而成的中山大学医学院，成为中山大学医科教育三大源头。1953年至1954年间，这三所医学院校合并为华南医学院，然后经历了广州医学院、中山医学院、中山医科大学、今天中山大学医科的发展时期。中山大学医科教育发端三源，展示了中山大学医科教育发展初期曲折复杂的全貌，亦展现了中国近代西医及其教育在非常独特的地理、政治、文化、经济、宗教及中西关系等历史条件下缘起之貌。

近代西医及其教育传入中国，为中国医学带来科学化的根本变化，引动中国医学及其教育走向现代化。在中国大地上，诞生了先进的医学疗治模式及医学教育模式。近代的西医院和西医校，还是最早引入中国的科学实体与科学教育实体，对近代中国产生深远影响，遍及医疗卫生、教育、文化、社会各方面，促成新思想、新文化、新型知识分子的产生。先进的现代文明，以医科文化为先导传入近代中国，促使中华文明开始从传统走向现代之涅槃。

本书试将中国近代西医缘起与中山大学医科起源的原因与经过，以及对近代中国的影响载现出来，并以史实照片相佐证。

目　录

第一章　西方医学传入中国概略 //1
一、西方医学传入中国的源头 //1
二、西方崛起时代的西方医学对中国的传播 //2
三、近代西方医学大规模传入中国 //5

第二章　中山大学医科缘起与中国近代西医滥觞 //8
一、中国近代西医缘起南粤的历史原因 //8
　（一）得天独厚的广州外贸港地理条件 //8
　（二）历史政治原因 //9
　（三）岭南历史人文地理原因 //10
　（四）引入西方医学的经济助力 //12
　（五）近代西方科学文化飞跃发展与中国科学文化全面落后
　　　　造成的中西医学发展落差 //14
　（六）西方传教士在中国传播西方医学的作用 //15
二、中国医学史的新开篇——博济医院的建立和发展 //16
　（一）从眼科医局到博济医院 //16
　（二）博济医院的财务运作 //25
　（三）西医教材著作的编译出版 //25
　（四）博济医院在传播西医上的辐射和推广作用 //27
三、由博济医院办医校开始的中国医学教育从传统到现代的变革 //34
　（一）中国近代西医教育的雏形 //35
　（二）创建中国近代第一间西医校 //35
　（三）孙中山在博济医学堂学医及进行革命活动 //37
　（四）开办南华医学堂 //41

四、夏葛女医学校的创立和变迁//52
    （一）广东女子医学校的诞生//52
    （二）广东夏葛女医学校的创立//53
    （三）更名为夏葛医科大学//54
    （四）定名为私立夏葛医学院//54
    （五）归并岭南大学//55

五、岭南大学医学院的建立//66
    （一）收回教会学校的教育权//66
    （二）筹办岭南大学医学院//66
    （三）正式成立孙逸仙博士纪念医学院//67
    （四）教学情况//68
    （五）学术研究//77

六、国立中山大学医学院//86
    （一）建校缘起与沿革//86
    （二）教学//89
    （三）学术活动//101
    （四）国立中山大学医学教育制度//106

七、广东光华医学院//130
    （一）光华医学堂的诞生//130
    （二）光华医学院的建设与发展//136
    （三）光华医学院在抗战中停办与战后重建//146

八、中国近代西医的开拓者//165
    （一）伯驾//165
    （二）嘉约翰//169
    （三）黄宽//172
    （四）关韬//174
    （五）赖马西//177
    （六）富马利//180
    （七）关约翰//184
    （八）达保罗//192

　　　　（九）郑豪 //194

　　　　（十）梁培基 //198

　　　　（十一）柏尔诺阿 //201

　　　　（十二）嘉惠霖 //204

　　　　（十三）黄雯 //208

　九、中山大学医科初建时期与中国近代西医教育初始阶段的若干特征 //216

　　　　（一）办学主体及其变迁 //216

　　　　（二）医学教育模式的形成与流变 //217

　　　　（三）医校名称的变易 //219

　　　　（四）中山大学医科教学方式方法的模式及其对中国近现代医学教学模式的开创 //221

第三章　近代西医缘起对近代中国的影响 //222

　一、近代西医在我国传播对中国医界的特殊意义 //222

　　　　（一）成就中国近代医学疗治模式及医学教育模式的诞生 //222

　　　　（二）将先进医学科学引入中国 //223

　二、近代西医是西方先进文化最早输入中国的一部分 //224

　三、近代西方医学科学对中国部分知识分子的启蒙作用 //225

　　　　（一）近代西方医学科学为何对中国人有启蒙作用 //226

　　　　（二）医科教育的特点有利于催生各类特长的人才出现 //226

　　　　（三）医学科学带来思想观念的更新有利于孕育出时代英杰 //229

参考文献 //232

第一章 西方医学传入中国概略

西方医学传入中国的历史悠久，其传入史大致可分为西方医学传入中国的源头、西方崛起时代的西方医学对中国的传播、近代西方医学大规模传入中国等3个历史阶段，并分别对中国医学产生不同影响。只有了解并比较西方医学传入中国的几个历史阶段及其对中国医学产生的不同影响，方可了解为何近代西方医学传入中国，会对中国医学产生不同以往西方医学传入中国历史阶段的根本性影响。

一、西方医学传入中国的源头

西方医学传入中国的源头，可追溯至汉唐时代。史载汉朝和唐朝在与"黎轩""拂""大秦"（即罗马帝国）经西亚地区的物质交流中，就有西方的药物流入中国。在《医方类聚》所引《五藏论》中，提到的"底野迦"，就是一种由西方传入的含鸦片制剂；《旧唐书·拂传》记载乾封二年（667年）大秦使节曾献"底也迦"（同底野迦），证实含鸦片制剂在唐初已输入中国。《大唐景教流行中国碑颂》中记载，唐贞观九年（635年）大秦景教（基督教的聂斯脱利派）在中国传教，景教徒除传教外，还进行医疗活动。据载，唐高宗患风眩疾，"头目不能见物"，被景教徒秦鸣鹤治愈。

这时，西方医学的传入是在中西方医学双向交流中进行。由于当时中国的经济、文化和科学技术水平处于世界最前列，与经济、文化、科技发展水平密切相关的中国医学水平，丝毫不逊于西方医学水平，某些方面更领先于世界，因此西方医学对中国医学的影响很微弱。另外，从西方医学最初传入中国开始，就可见西方医学传入中国与宗教活动相联系。

二、西方崛起时代的西方医学对中国的传播

从 16 世纪开始，西方医学对中国的传播力度渐大，并产生了一定影响，这有着中西经济文化科技发展水平此消彼长的历史背景。当欧洲以威尼斯为中心的意大利城市自由经济飞速发展，以意大利为中心的西方文艺复兴运动引发思想文化大解放，带动文化科技的飞跃进步，也包括医疗技术的飞跃发展，西方从此进入文化科技全面繁荣的时代。反观中国，传统社会发展已越过巅峰走向衰弱，经济科技发展相对停滞，统治中国思想文化领域的儒家思想愈渐保守而缺乏推动中国社会突破性发展与创造性进步的精神，中国医学也缺乏根本性发展动力。在这样的背景下，西方海上列强，为追求财富，乘欧洲掀起的开辟新航道热潮，凭其经济科技优势为支撑的强力，向东方进发，西方的宗教、文化、科技也随之向东方大力传播，西方医学对中国的渗入日渐加强。

16 世纪，葡萄牙人首先大力推动开辟新航道。随着新航路开通，世界贸易中心从地中海移至大西洋沿岸，意大利的威尼斯、热那亚等商业城市衰落，代之而起的是葡萄牙国都里斯本等城市，雄踞世界海上贸易中心地位，世界海洋时代来临后的西方第一个海上帝国葡萄牙崛起，一路往东方征战略地，来到中华帝国海岸边。经中葡一番博弈，葡萄牙人被允许居留澳门后，卡内罗于 1568 年到澳门任天主教会澳门区主教，卡内罗即于 1569 年在澳门开办圣拉斐尔医院（亦称贫民医院）和麻风病院。建于万历二十二年（1594 年）的澳门圣保罗学院，扩充为大学后，设医科实习班。在澳门出现西医治疗机构与西医教育机构，标志西方科技文化之潮，凭海洋文明劲风之力，漫过南中国海岸边上澳门滩头，涌向古老的中国。其时的澳门，成了西方

医学科学传入中国的中转地第一环。

16世纪中叶后，欧洲基督教会相继派遣传教士来华，有耶稣会教士利玛窦、庞迪我、熊三拔、龙华民、邓玉函、阳玛诺、罗雅谷、艾儒略、汤若望等。他们多留驻澳门，等待时机进入内地。为利于传教，他们或多或少具有医学知识，其中有的医学专业水平很高。西医很大程度上通过他们传入中国。

明代至清代发生鸦片战争前，中国社会的统治者，虽然对来自西方的精神与物质的舶来品防范极严，但对西方来华人士行医及传授医术的限制却相对宽松。这就给西医及西医教育在中国留有生存空间。天主教会利用当时中国政府对西医管制的相对宽松，以经澳门入广州为线路，积极谋求在中国开展以辅助传教为终极目的之医疗与医学教育活动。耶稣会教士来华后，常利用医药作媒介进行传教活动。利玛窦于1583年在今广东肇庆地区，就曾借为病人诊治疾病之机劝说患者入教。1693年清朝康熙皇帝患疟疾，传教士洪若翰、刘应献上金鸡纳一磅，张诚、白晋又进上其他西药，治愈康熙的病。耶稣会教士邓玉函于天启元年（1621年）在澳门行医，并做过病理解剖，在明朝万历年间由他译述经毕洪辰整理加工的《人身说概》（约成书于1635年），是西方传入中国最早而且比较完备的解剖学专著。后来，基督教新教团体的传教士医师，也以澳门为跳板踏向广州，进入中国，行医传教。英国船医皮尔逊，于1805年至1860年，在澳门、广州等地行医。1820年李文斯敦在澳门开设诊所，以行医接近中国人。1827年，东印度公司传教士医师哥利支到澳门开设诊所，以治眼病接近中国人。

面对当时闭关自守的中国传统社会，相对封闭保守的中国文化科学体系，以及与之相关的相对封闭保守的中国医学，西方医学对中国医学的影响还相当有限。而且，在澳门的外国人未经允许不能进入中国内地，外国的政治、经济、文化影响不允传入内地，西方医学通过澳门传入内地受到中国政府严格限制。

当时包括西方医学的西方科学，远没有达到后来经过工业革命、社会制度大变革、思想文化大进步后所达到的近代西方科学水平，这

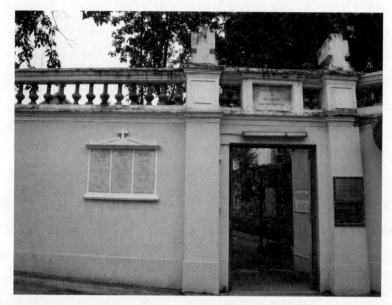

图1-1 澳门的东印度公司故址

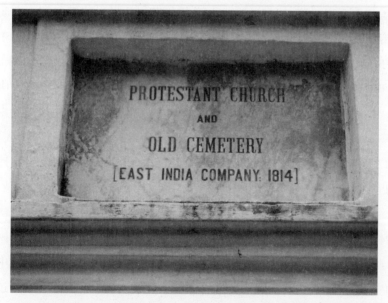

图1-2 澳门的东印度公司故址门上石匾

时的中国医学还没有被拉开进入近代后所呈现的与西方医学的差距，此时西方医学对中国的影响还很有限。

由于当时葡萄牙是欧洲一个封建势力强大的国家，而不是类似后来英美法德这样的发达工业国。她既没有足够的经济实力在华进一步扩大扩张成果，也没有能力在科学思想文化上较深影响中国。她驻足中国海岸线上一隅之澳门，并没有对实行闭关自守的中华帝国产生较大的影响，自身衰落也快，海上霸主地位很快就被新的海洋帝国取代，最终跌落为欧洲贫穷小国。澳门亦忽忽衰落，加上澳门地理条件的限制与变迁，西方通过澳门向中国扩张和输入西方科技、思想、文化的作用大受限制。澳门圣拉斐尔医院亦破败不堪，几经塌毁，虽经修复延续，但其一直仅为传教士赠药施治的场所，有时收留如麻风病人等病患者，没有作为一间医院的元素与条件，只相当于一处简陋诊所，虽有扩建，但一直到近代前后仍未见其已具备一间近代化综合或专科医院所要有的条件的记述。圣保罗大学虽有过传授医学，但其报告中未见提及开设医学课程，亦没有记录开设医学专业，圣保罗大学医学教育方式应是采用以师带徒的形式。事实上，一直未见近代以前有中国境内开设西医教育机构的记载。1762年，圣保罗大学及其所属医院关闭，从此至近代未见在中国境内有一定规模地开展西医教育的记载。这时的广州，因有长期作为中国外贸港而不断得到完善的港口条件并积集了具有优良外贸条件的声誉，居珠江三角洲及华南的地理中心并具有联通国内各地枢纽的位置，是近代以前从东南亚、西亚、非洲、欧美跨洋来到中国的第一站，必然被选为当时的中国开放口岸。澳门只能是对外口岸广州的外港，成为经澳门转黄埔到十三行这条广州对外口岸入口线中一环。这一时期中国中央集权专制王朝的闭关自守国策渐至极端，终于在乾隆二十二年实行广州一口通关之策。此时广州，成为西方政治、经济、思想、文化、科技传入中国的唯一登陆口，也是西方医学传入中国的唯一输入口。

三、近代西方医学大规模传入中国

中国近代史以鸦片战争为开端，中国医学史的近代开端也应以此划分。此时西方的经济、文化、科学，远走在中国前面。包含在近代西方科学文化里的近代西方医学，无疑要比当时中国医学先进。由于当时中西医在科学水平上的巨大差异，当中国封闭国门一被打开，西方医学大规模传入中国之势骤起，引动中国医学发生在数千年发展史上未有之质变。从那时起，中国医学逐步与世界医学交融接轨，展现不同于传统医学的面貌。

近代的西方工业革命、贸易与金融业的发展，使西方市场经济飞跃发展，带动包括医学科学在内的西方科学技术飞跃发展。近代西方，风起云涌的社会大变革、翻天覆地的时代大变迁和宗教改革与启蒙运动等意识形态革新，引发思想观念的大更新。也促进包括医学科学在内的科学技术的发展。迅速发展起来的西方近代发达工业国，为其商品寻找新的市场，为资本寻找新的出路，获取财富，向包括中国在内的东方各国扩张。当时的中国，由于长期封闭守旧的经济、文化和科技体系已落后于西方，被轻视的医术就更加滞后。随着西方列强海啸似的军事入侵和经济扩张，中国封闭国门被打开，包括医学科学在内的西方文化科学也涌进中国大地。

中国近代西医是在以广州为中心的广东珠江三角洲地区发端。在1805年至1860年间，英国船医皮尔逊（A. Pearson）就在澳门、广州两地试种牛痘，并将此术传授给广东南海人邱熹，还编成《种痘奇法》一书。1917年该书被译成中文，书名《引痘略》，将种牛痘技术编成小册子印行。西方医学悄悄地然而又是韧性地渗传中国广州。1835年美国传教士伯驾（Peter Parker）在广州开办"眼科医局"，又称"新豆栏医局"，后来定名"博济医院"，是中国近代开办的第一间西医院，1816年，伯驾在这间医院内用最新的醚麻醉施行外科手术。因为伯驾利用医药进行传教所取得的进展，博济医院院长嘉惠霖称赞说："在西洋大炮无能为力的时候，他的医刀劈开了中国的大门。"

1866年，美国传教士医师嘉约翰在博济医院内设立医校，这是近代中国第一所西医学校。该校开办之初只招男生，1879年招收第一个女生，这是近代中国首招女生的医学校。

1842年，中国和英国签订《南京条约》，迫使中国开放五大口岸。西医医院在中国内地大量建立。如上海的仁济医院（1844年）、宁波的华美医院（1845年）、天津的法国医院（1845年）、广州的金利埠医院（1848年）、汉口的仁济医院（1866年）和普济医院（1867年）、汕头的福音医院（1867年）、上海的同仁医院（1867年）、宜昌的普济医院（1879年）、杭州的广济医院（1880年）、天津的马大夫医院（1881年）、汕头的盖世医院（1881年）、九江的法国医院（1882年）、苏州的博习医院（1883年）、上海的西门妇孺医院（1885年）、武昌的仁济医院（1885年）、通州的通州医院（1886年）、福州的柴井医院（1887年）、福建南台岛的塔亭医院（1887年）、北海的北海医院（1890年）、南昌的法国医院（1890年）、南京的钟鼓医院（1892年）、九江的生命活水医院（1892年）、保定的戴德生纪念医院（1892年）等。

中国的西医学校也纷纷开办，如1871年京师同文馆开设生理学和医学讲座；1881年天津医学馆设立，后发展为北洋医学堂；到1920年已有20余所西医学校。

大量的西医书籍以中文编译出来。1850年，英国传教士合信（B. Hobson）在广东南海人陈修堂协助下于广州编译出版了《全体新论》（又名《解剖学和生理学大纲》），是翻译介绍到中国的第一本比较系统的西方医学教科书。主持博济医院的传教士医师嘉约翰（John Glasgow Kerr）在1859年至1886年间编译了《化学初阶》《西药略释》《裹扎新法》《皮肤新编》《内科阐微》《花柳指迷》《眼科撮要》《割证全书》《炎症新论》《内科全书》《卫生要旨》《体质穷源》《全体阐微》《全体通考》《体用十章》《医理略述》《病理撮要》《儿科论略》《妇科精蕴》《胎产举要》《产科图说》《皮肤证治》《眼科证治》《英汉病目》。在中国还出现了西医药刊物，如博济医院主持嘉约翰主编的《西医新报》，这是我国最早的西医药刊物。另外还有尹端模在广州创办的《医学报》，是中国人自办的最早的西医刊物。

随着近代西方医学大规模传入中国，中国医学史翻开全新一页。

第二章　中山大学医科缘起与中国近代西医滥觞

1935年，美国传教士伯驾①（Peter Parker）在广州新豆栏街建立了一间专科性质的"眼科医局"（又称新豆栏街医局）。这是中国近代第一间西医院，中国近代史以第一次鸦片战争为开端，据记载，新豆栏街医局开办时起就具有一家现代化医院的元素。它在鸦片战争后发展为国内最有影响、最完整的综合医院，并于后来易名"博济医院"。1866年，嘉约翰（John Glasgow Kerr）在博济医院内建校开班办学，这就是近代中国第一间西医校。中国近代西医之缘起，博济医院及其医校的建成，亦就是中山大学医科的滥觞肇端。

一、中国近代西医缘起南粤的历史原因

中国近代西医缘起南粤，在广东地区发端成源，是有着得天独厚的广州外贸港地理条件、历史政治、岭南历史人文地理、经济助力、西方传教士等多方面的原因。

（一）得天独厚的广州外贸港地理条件

在中国近代西医在广东地区发端的各种原因中，得天独厚的广州

---

① 由于现存文献皆为粤式英语直译，且为了保持与文献的统一性，本书所用外文人名都使用文献中的译名。

外贸港地理条件是前提条件。

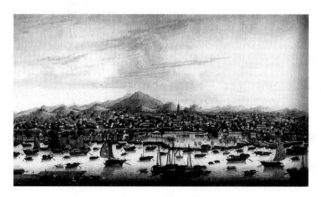

图 2-1　南粤古港

自古以来，广州都是中国对外贸易的重要港口，虽然随着各朝各代社会经济发展与对外贸易政策变化亦有过相对衰落，但两千多年来广州作为中国最重要外贸城市之一的地位一直保持下来。这与广州独有的地理条件密不可分。中国面对的大海东边是世界最宽阔的太平洋，航行条件恶劣，邻近只有日韩及后来的俄国，南边通过南海与东南亚各国相邻，由于古时船只吨位很小，抵御海上风险能力很低，遇险须尽快靠岸，且要随时登岸补充淡水食物，海上航船一般都选择贴近海岸线航行。西亚、南亚、非洲、欧洲来华船只，多走靠着东南亚的南海航道，它们沿此航道最先抵达中华内地的着陆点自然是广州。这里的黄埔港有足够水深让外国船只停泊。广州又有着两千多年积累的港口管理、外事、海洋贸易的经验，还有着不断建设完善的优良港口条件。

由于广州具备得天独厚的外贸港地理条件及其他一些原因，被清朝在乾隆二十二年选为中国对外贸易唯一口岸。以西方医学为先导的西方科学文化也就首先登陆以广州为中心的珠江三角洲地区，形成经外港澳门，进黄埔港，通向广州十三行的西方医学输入线路。

（二）历史政治原因

中国传统社会进入晚期后，原有的封闭性和保守性渐强，由于当时的中国传统社会具有自给自足的自然经济结构，统治者认为无需同外国进行经济交流。统治者更担心开放会使国家的领土主权受到外国侵犯，害怕沿海的人们同外国人交往，会危及自己的统治，明清两朝实行闭关自守国策，虽有反复，但总趋势愈渐强化。进入清中叶后，闭关锁国政策渐至极端，终在乾隆二十二年选广州为中国唯一对外开放港口，造就了近代西方医学能在广州及外港一带传播的政治背景。

（1）清朝在乾隆二十二年至鸦片战争这一时期，只开放广州为采办清皇室所需物资和朝廷对外贸易的唯一口岸。海外来的外国人一般只能进入广州，其影响仅及与广州有紧密联系的广东其他地区。除个别的外交、宗教及其他人士外，外国人不能离开广州去中国其他地方。

当时中国的统治者实行闭关锁国的禁海政策，使广州成为当时中国唯一与海外保持经常联系的地区。中外的贸易往来在这里互通交流，中西的政治文化在此碰撞交汇，作为西方文化科学一部分的西方医学，自然也首先踏足于此，并促成中国近代医学在此孕育发端。

中国传统社会晚期的统治者闭关自守，排拒西方文化，但对西方医学传入的限制却相对宽松，来华传教的西方基督教传教士又喜用行医辅助传教，以得民心。这使西方医学先于其他西方科学学科传入中国。

（2）19世纪，西方各国先后经历工业革命，为了给其商品、资金寻找出路，列强向中国等东方各国扩张，西方的科学文化也随之在中国大规模传播。包括西方医学在内的西方文化科学，首先在当时开放已久，为西方最熟悉的港口城市广州登陆，进而辐射向全国，最后把占据的重点移至长江三角洲的城市和北京等全国中心地区，就成了历史的必然过程。

（三）岭南历史人文地理原因

以广州为中心的珠江三角洲地区，人文习俗上有较强的兼容性，是作为西方文化一部分的西方医学较易在当地立足的原因。

秦末秦将赵佗在以今日广州为中心的岭南建立南越王政权后，中原文化正式大规模传入广东地区，吸收当地百越文化，形成有浓重地域色彩的岭南文化。汉朝以前，南粤已和海外有密切联系，汉代以后，广州更一直是中国对外开放的重要港口。历史上，外国人常由此登岸来华，也有过大量居留于此的时候，如唐代。这里是佛教、伊斯兰教、基督教的天主新和新教以及其他宗教由海路传播中华的主要登陆口之一。历史上广州有过海外来华人员居留地蕃坊，16世纪澳门容许葡萄牙人居住，后来广州更有接待外国商人的十三行。南粤与海外的漫长交往中，岭南文化长期受到过东南亚、非洲、欧洲、阿拉伯等地文化影响。以广州为地域文化中心的广东，历来对外来文化宽容。由于作为汉文化地域文化的岭南文化，有着长期兼容当地其他民族文化的成功历程，形成善于吸收异质文化成分的传统，具有包容性、开放性。这使岭南文化较易吸收包括西方医学在内的西方科学文化。

由于广州历来是商贸大港，所以此方居民在浓重的商业文化氛围中，受到行商者特有的讲实际重实惠的风习熏染，使他们较易接受先进的西医医术。如新豆栏医局开业后，当地人一开始抱观望态度，一旦发现西医确有医效，立即涌往求医。看病的人多到"在凌晨两三点钟就出来了，以确保能尽早赶到医院；挂号比较紧张的时候，他们甚至在前一天晚上就来了，在这儿呆上一夜，这样或许就能够保证早晨挂上号了"。

清代中叶后，国内多数地方在专制王朝闭关自守政策的禁锢下还在沉沉昏睡之时，广州人还勉强可以在中国的唯一开放港半睡半醒地看到世界各地的来客，使生活其中的广州人较之中国内地其他地方的人们较少排外恐外意识。这也使广州人对包括西方医学在内的西方文化，持有较之当时内地其他地方的人相对开明的态度。

近代以前，已有少量广东人到海外如东南亚等地居住，或到澳门与洋人比邻而居；鸦片战争后国门刚开，广东就掀起出洋潮，有的广东人还成了旅居海外的华侨和港澳居民。他们在居住地与家乡间保持一种双向流动状态，这一方面增加家乡人对海外的了解，同时也加强广州人对外来文化的包容性。

鸦片战争爆发后，虽然广州人民抵御殖民主义入侵非常激烈，西方传教士所开医院也被怒潮波及，但对西方医术却接受下来。面对鸦片战争以来中西交战中国每战必败的局面,广东人最先认识到中国在科学文化上落后于西方,中华民族要救亡图存就必须学习西方,学番话、读番书、习洋技蔚然成风,追新求变成为近代岭南风尚。西医是最新传入中国的西方科学的一部分,自然为粤人所慕学,当地少年才俊英杰如孙中山、郑士良、康广仁、梁培基、陈垣等纷纷学医。

(四)引入西方医学的经济助力

在近代中国引入西方医学的过程中,有着代理中国进出口业务权的广州行商阶层与西方进口商人起到经济助力作用。

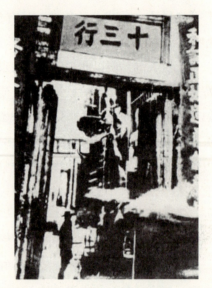

图 2-2 十三行牌坊

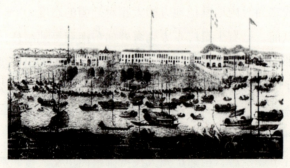

图 2-3 十三行商馆

1. 从事中国进出口业务的广州行商阶层的作用

清朝康熙年间,一批从事海外贸易的广州商人被政府授权管理广州的外贸。这批商人形成一个拥有商业特权的商业团体——"十三行"。它的主要业务是承销外商进口商品,并代为收购出口货物;代外商缴纳关税;代表政府管束外国商人,传达政令,办理一切与外商交涉事宜。所以,十三行既是私商贸易组织,又是代表官方管理外贸和外事的机构。广州所有进出口业务都必须由十三行行商办理,皇家所需物品要通过行商采办,外地商人和一般本地商家不能直接同外商做买卖。

十三行行商不同于传统的中国商人。他们已经具有中国现代买办的雏形。他们一方面凭借统治者赋予的特权获得大量财富,有的还参与鸦片贸易,为殖民主义服务;另一方面行商自身也受到专制制度压迫。清朝要求行商每年进贡巨额银两,还要捐纳不可胜计的各类费用。他们有时还受到官员个人索贿敲诈。许多行商因此倾家荡产,甚至坐牢发配。这使他们对专制制度兼有依附和反对的双重性。行商对于西方文化的态度,曲折体现出他们有着不满压制商业经济的专制制度的复杂政治倾向。

这批行商独特的活动领域,决定了他们是当时中国国内最了解西方政治、经济和文化真实面貌的一批人。他们最容易接受包括西方医学在内的西方科学文化技术。西方文化传入中国,尤其是治病救人而得人心的西医医术在中国传播,有利于中西贸易活动,行商们自然乐见其成,出力相助。中国近代第一间西医院,就是在当时十三行的首富伍敦元捐巨资助建。这以后,在西医机构、西医学校的兴办,或西医知识的传播上,都可见到中国买办商人通过经济和其他方式所施加的积极影响。

如中国本土培养的第一位西医医生关韬,他的家族属于当时中国最开放最了解世界大势的十三行行商的附属阶层,没沾染当时中国主流社会轻器用,重科举,轻视实际技能的社会风气。在亦工、亦商、亦艺的家族传风熏染下,关韬对那些实用的技能、新巧的器具大感兴趣,为他选择西医职业打下思想性格基础,使他定下行医的人生目标。他的成功，除个人禀赋天资外，也折映出他背后正准备登上近代中国历史舞台的买办阶级前身十三行行商的影响，以及行商对正在进入中国的西方文化的态度。正是从隶属行商之业的子弟中，从广州这方当时中国最开放之地，走出中国第一位接受西方科学文化教育的新型知识分子。

2. 西方商人的作用

从事中外经济活动的来华西方船家货主们，大力支持有利搞好与中国人关系、能增添中国人对西方好感的医疗活动。这对其在华经济活动显而易见有好处。外国商家对西方在华医疗活动的支持，有力促成西医传入中国，成为西方医学传入中国的重要经济助力。在华的西方商人及其商业机构，为使其商业活动得到医疗保障，雇用医务人员为自身提供医疗保健服务，也使西方医学容易传入中国，这种传入方式面对当地官方与民间的审视时显得合情合理。如东印度公司在广州的商馆，就专聘医生为在华西方商人治病和检查身体，牛痘术就由该公司医生皮尔逊（Alexander pearson，1780—1874）引入中国。

掌握医技的西方传教士，利用广州繁忙的对外经济活动所必然带来的关禁空隙，随驶向广州的西方国家商人货船来华，建立中国近代第一间西医院的伯驾传教士就是搭这种商船来华。

（五）近代西方科学文化飞跃发展与中国科学文化全面落后造成的中西医学发展落差

18世纪在英国开始的西方工业革命，使西方自由市场经济飞跃发展，并带动包括医学科学在内的西方科学技术的飞跃发展。当时的西方，经历了风起云涌的社会大变革、宗教改革与思想启蒙等思想解放运动，引发思想观念的大革新，也促进包括医学科学在内的西方科学技术的发展。

迅速发展起来的西方工业国，为其商品寻找新的市场，为资本寻找新的出路，对包括中国在内的东方各国进行大规模的扩张。在当时的中国，传统社会已临末日，长期封闭守旧的经济、文化和科技体系已远落后西方，被轻视的医术就更加滞后。随着西方列强洪水泛滥似的军事入侵和经济长入，冲决中国闭关自守的大门，包括医学科学在内的西方文化科学也涌进中国大地，西方医疗技术扮演了先导角色。近代西方经济科学文化飞跃发展与中国经济科学文化全面落后之间的大势差促进西方医学传入中国。近代传入中国的西方医学，有着当时先进的西方科学为基础，展现了不同于中国传统医学的医效，在许多方面更展现出优于相对滞后的中国传统医学的医效，而首先被重实用的广东人所接受，进而被国人接受。这是近代西方医学能传入中国，并在神州大地生根，全面彻底重构现代中国医学体系的根本原因。

（六）西方传教士在中国传播西方医学的作用

西方教会出于传教的目的，派出传教士走遍世界传播宗教，包括来到东方的中华大地传教。教会向来采用行医治病的方式，来联系传教地的人民，沟通与社会各方的关系，以便传教。西方来华传教士亦采用行医治病的方式，来联系中国的普通百姓和各阶层。在与西方存在巨大文化差别的中国，医术是外国人最能拉近与当地人关系的方式。明清以降，奉行闭关自守国策的中国的统治者，虽然对西方思想文化与精神宗教的舶来品防范极严，但对西来医术的管控却不太严苛。这就给西医及西医教育在中国留有生存空间。

宗教传播者往往有着为信仰克服万难的精神力量，掌握医学技能的基督教传教士为达到传教之目的，以其特有的坚韧不拔精神在中国传播西方医学。他们大都真诚地将治病救人的活动与救世情怀和宗教对人的关怀融为一体，克服种种艰难险阻开展医疗活动，让中国人接受西医。

西方基督教教会乘基督教文明崛起强势，向东方延伸至中国沿海。中国明清两朝多数时候奉行闭关自守国策，广州渐成中国对外交往的仅余之地，经澳门，入虎门，泊黄埔，最后登广州成为西方商贸人员及某些外邦使节乘船来华的固定线路，这也是西方基督教传教士来华必行路径。传教士们也将行医传教活动，带到这条线路一带的珠江三角洲地区。

在清代乾隆二十二年至鸦片战争期间，广州是中国唯一与国外有商务、船务往来之地，在澳门的外国人未经允许不能随便进入中国内地，广州是基督教士偶有可能踏足内地之处，基督教传教士只能利用此地传播西方医学。

近代前后西方医学传入中国，基本由西方基督教教会及其传教士的推动促成。中国近代之前，天主教会在广东珠江三角洲地区的澳门、广州等地行医及传授医术。随后，新教教会后来居上，传教士在广州行医及传授医术，办医院，建医校，编译出版医学书刊。

近代西方传教士在华的行医和医学教育活动，客观上有为西方殖民主义服务的作用，但是传教士们的确把西方先进的医学和医学教育方式引入中国。西方在华传教士，介绍西方医学技术知识到中国，培养中国医学人才，在中国建立近现代化的医疗和医学教育机构，对中国医学的发展与现代医疗及医学教育模式的建立都有深远影响，对近代中国医学及医学教育的发端与发展起了重大作用。

鸦片战争以后，随着中国各口岸被西方列强用武力打开，西方医学也由广东辐射播向全国。作为西方科学文化一部分的西方医学，就是在广州，在与中国传统文化冲突、碰撞和交融中，促成中国近代医学的孕育和发端。

二、中国医学史的新开篇
——博济医院的建立和发展

鸦片战争开启中国近代史后，西方科学文化中最先进入中国的医学科学，更不受限制地在中国传播开来，以科学为基础的西方医学，给中国医学及其教育传授方式带来根本性改变，中国医学史翻开新的篇章。中国医学走向现代化的根本性改变，就由博济医院的建立开始。

（一）从眼科医局到博济医院

鸦片战争前后，西方列强派遣大批传教士来华，西方医学也随着传教士的进入而传入我国。广州是近代中国最早与西方世界接触的前沿地区,也是近代西方医学最早输入的城市。西方国家的教会在广州先后创办了10所医疗机构,其中以博济、柔济两医院声誉最高。博济医院(前身为眼科医局)是中国近代首家教会医院,也是中国近代第一所西医医院,它对近代西方医术传入中国起到媒介作用,对中国西医科学和西医教育产生深远影响。

1. 传教士医师的初期活动

1699年,英属东印度公司在广州设立商馆。从此,该公司专聘医生在公司工作,往来于澳门、广州等地,为在华从事商贸活动的欧洲商人治病和检查身体。该公司高级外科医生皮尔逊(Alexander pearson,1780—1874)替百姓施种牛痘,受到欢迎。1805年冬至1806年春,广东天花大流行,皮尔逊雇用当地青年邱熺、梁辉、张尧、谭国充当助手,印发《种痘奇法详悉》并把种痘术传授给他们。邱熺很快便出色地掌握了牛痘术,洋行的商人便让他在洋行会馆专门施种牛痘。

1815年,广州十三洋行商人郑崇谦,在行商公所专设诊所,由邱熺施种牛痘,并于1817年编译成《引痘略》向国人传授牛痘术。1828年,广州府人把痘苗运到北京,在米市胡同南海会馆开设"京都种痘公局",推广种牛痘。邱熺之子邱昶继承父业,经过父子两代50余年的传播,牛痘术便在广东乃至中国落地生根。这是西方医术传入广东的先声,是广东人接受西医的第一步,为西方医学推向中国内地打下基础。

18世纪末,英国为推行对外扩张,设立对外传教的基督教差会机构。1807年,英国第一个遣华传教牧师罗伯特·马礼逊(Robert Morrsion,1782—1834)抵达广州,在东印度公司任职,并常往来广州、澳门两地,他和李文斯敦(John Livingstone)合作,于1820年在澳门设立赠医诊所(Dispensary),聘请当地一位有声望的老中医和一位中草药师傅,为当地贫穷百姓治病施药。就这样,西方传教士从开办中医诊所起步,探索怎样用治病方法笼络人心,扩大他们的影响。

1827年，英国东印度公司传教医师郭雷枢（Thomas Richardson colledge，又译"哥利支"，1796—1879），在澳门开设眼科诊所，翌年扩充为医院，由皮尔逊经营至1832年离华时停办。1828年他到广州，邀美国医生白拉福（J. A. Bradford）合作，开设诊所，医治眼疾、脚疾和各种病症，至1834年停办。它标志着西医传播点由澳门移至广州，也为中国近代第一间西医院新豆栏医局的开办做了准备。

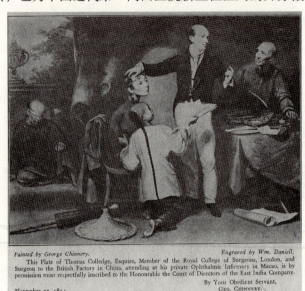

图 2-4　图为哥利支医生在中国首次医治一患眼疾妇人的情形

在鸦片战争前夕，欧美国家教会来华的传教士已经逐渐增加。他们深知以医药辅助对中国传教的作用，"当西洋大炮无能为力的时候，他以一把手术刀打开了中国的大门"。这里的"他"，是指美国传教士医师伯驾（Peter Parker）。他于1834年来华，在澳门、广州等地开诊所行医，并且抓住每一个机会介绍西方的科学和宗教，以扩大西方对中国的影响。伯驾由于在这方面所取得的成果而为美国及其他西方国家所赞赏。

郭雷枢于1836年发表了《任用医生在华传教商榷书》，首倡用治病的方法辅助传播宗教，主张教会多派传教医师来华，通过医事活动传播教义，并与伯驾、裨治文三人联名，发起组织医学传道会。1838年2月21日，中国医学传道会成立。郭雷枢任主席，伯驾、裨治文等任副主席。医学传道会是第一个将医学和传教紧密结合为一体的社会组织,在英美有分会。其宗旨是支持眼科医局,鼓励和帮助传教医师来华传教行医。从此,传教士在广东行医传教,就以医学传道会为依托。

传教士殚思竭虑经营医院的宗旨是清楚的,如在广州成立中国医学传道会时,由郭雷枢、伯驾和裨治文联名签署的宣言所宣称的那样,是要"鼓励在中国人当中行医,并将我们的科学、病例研究和科学发明等有用的知识,拿出一部分与他们分享。……希望我们的努力将有助于消除偏见和长期以来民族情绪所导致的隔阂,以此教育中国人。被他们歧视的人们,是有能力和愿意成为他们的恩人的。……我们称我们是一个传教会,因为我们确信它一定会促进传教事业。……利用这样的代理机构,可以铺平通往更高处的道路,赢得中国人的信任和尊重,这有助于把我们同中国的贸易和一切往来,达到所期望的更高地位,还可以为输入科学和宗教打开通道。我们可以表明的第一个利益是,将医学科学移植中国,可能会产生积极的效果。……第二个利益是,以此收集情报,对传教士和商人均有较高的价值。……因为只有这样的场合,可与中国人民交往,可以听到大部分真实情况,回答我们许多问题。……因为一个病人在医生面前,往往是坦诚相见的。"由此可见传教医生在中国并非仅限于医学慈善活动,更多的是有着宗教、政治、经济等目的。

2. 眼科医局的开办

早在鸦片战争以前,西医已开始传入我国。1830年,美国公理会国外差会派遣的第一个来华的传教士裨治文(E. C. Bridgman, 1801—1861)抵达广州。1834年10月,又派传教医师伯驾(Peter Parker, 1804—1888)到广州。旋即前往新加坡用8个月的时间学习汉语。1835年(清道光十五年)8月,伯驾返回广州,在十三行新豆栏街租得楼房,开办"眼科医局"(又称新豆栏医局)。该楼共3层,首层为地窖,第二层为候诊室、诊室及药房,第三层为手术室以及可容2~3人的留医室。后因病人增多,次年春获当时广州巨贾怡和行行商伍秉鉴(伍敦元)先生捐赠,将租丰泰行7号一座三层楼房作为扩充业务院舍。取名"眼科医局"的这所医院最初坐落在广州城外西南方的外商社区中,规模不小,设有接待室、诊断室、配药室、手术室、观察室等,候诊室可以容纳200多人,病房可以容纳40多人,规模超过了1828年郭雷枢在广州开办的诊所,具备一间近代化综合医院的诸元素。

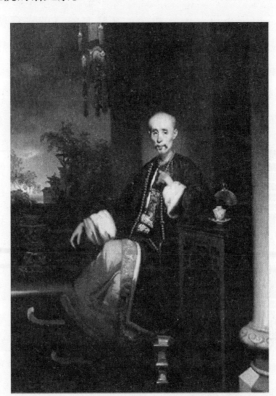

图2-5 清代广州十三行富商伍秉鉴

1835年11月2日眼科医局成立。开诊初期病人很少,第一天竟然没有一个病人,第二天也只有一位患青光眼的妇女来就诊。但由于医术高明,免费为贫穷患者治病,求医者日益增加。开院后不过17天,病历表就增加到240多张,6个星期内接诊450人就医,其中包括几位衙门的官员。为了使日渐增多的病人能够循序就医、提高效率,伯驾在病人进门后,先派发竹片制成的长方形号牌,然后病人就按照号牌上号码,循序进入诊疗室。据说这种已为当今世界各医院普遍采用的"挂号制度",就是源自伯驾在博济医院的这套设计。

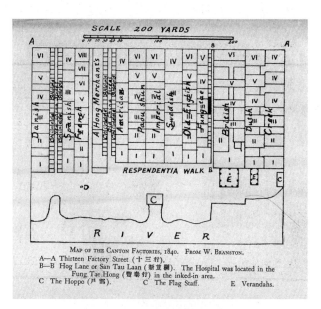

图 2-6　十三行新豆栏眼科医局位置

　　眼科医局除平常治疗眼疾和各种病症外，特定每逢周四为割症日期。据载，在眼科医局设立的第一年（1835 年 11 月 4 日至 1836 年 11 月 4 日）里，便收治病人 2152 人次，其中施行了中国第一次割除乳癌手术；一年之中诊治的眼病有 47 类，其他病例有 23 类，女性癌症病不治者有 5 例。慕名前来访问参观者，不下六、七千人次。到鸦片战争爆发时，经伯驾诊治的病人已有近万人次，且都免费。特别值得一提的是，1838 年林则徐在广州主持禁烟期间，也曾间接地接受过伯驾的诊治。林则徐患有疝气和哮喘病，曾派幕僚到伯驾处取疝带及祛喘药，并回赠水果等物。伯驾虽未见林则徐本人，但专为林则徐立下一个病历，病历编号为 6565（载于 1840 年的"中国丛报"），这是保存下来的最早西医病历之一。眼科医局患者的登记内容包括病案的编号、姓名、性别、年龄、籍贯、处方用药、治疗效果、手术种类、手术时间的长短，连取出的肿瘤或结石的大小等都有详细的记录。

　　眼科医局有两大特色，第一，它以眼科著名；第二，它是当时基督教徒们的宣教所，第一位中国籍的牧师梁发就是眼科医局的应聘传教士，他创作的"劝世良言"被洪秀全糅合进发动太平天国运动的思想纲领。

3. 突破因中国人对西医不了解与憎恨殖民侵略造成的以西医行医施治的制约

在"西学东渐"的历史时期之初，在中国沿海，常有外国人贩运鸦片、武力劫掠、以舰炮轰击中国海域陆地的事发生，引起中国绅民仇视愤恨，因此不少中国人对同期出现的外国传教士在各地建育婴室、医院、学堂等善事，亦难相信这是好意。而基督教的各种礼仪及习俗，均为中国人闻所未闻之事，故一般人乃视之为邪术，有的国人出于敌视而散布种种无稽且耸人听闻的流言。

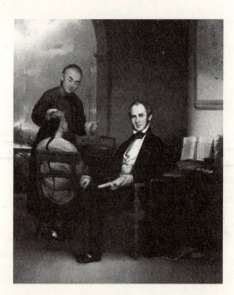

图 2-7　伯驾与关韬（左上）在行医

西洋外科更为中国人所未闻，国人基于传统"身体发肤，受之父母，不敢毁伤"的观念，不能接受西方开刀的治疗方法。做尸体解剖以明死因，更是传统中国医学所没有，因此外科与尸体解剖常因中外观念的不同，而起很大的冲突。福建船政教练克碑在其呈法国外务部之文中，曾有这么一段话："教门施医，率用刀圭，但中国无此医法，易起猜疑；以后如遇必须用刀之症，须令病人自愿立据，戚属作证，倘有不虞，便无干涉。至检验病人死尸，大属骇人听闻，应永禁不用。"在这排外、疑外的空气中，伯驾以其高明医术，赢得许多病人的信任，他们不敢白天到西洋人的医院，大多数趁着黄昏或晚上到达伯驾的医院，看完病后深夜提着灯笼回家。伯驾以其努力突破因中国人对西医不了解与殖民侵略造成的制约，以西医医术为中国人行医施治。

4. 眼科医局的停业及复业

1840年鸦片战争期间，眼科医局停业关闭。1842年伯驾再度来到广州，11月眼科医局恢复业务，已不限于眼科，而是综合性医院了。此后，教会医院都设置专职或兼职神甫或牧师，进行宣讲教义的活动。他们每天向病人传教，分送圣书，要求"所有能够走动的病人，连同他们的朋友和仆子，都要去参加晨祷会。……这样做的目的是为了便于传播基督教教义，赢得那些来医院要求解除肉身痛苦的人的好感。传道人说好话和医生行好事是互相配合的"。他们认为："再也没有比医药传教会所采用的手段和目的更为聪明的了"。

但其借医传教的效果却很不佳。即使到鸦片战争之后，传教已公开化，伯驾虽然利用一切可能的场合、机会和手段向患者施加福音的影响，但在众多就医者当中，对此感兴趣者仍十分稀少。据曾定期到医局协助伯驾传教的梁发说，三年半时间里被邀请参加礼拜聚会的1.5万多人次中，"真诚研究真理（指基督教教义）的只有3个，而受洗归主的人竟一个都没有"。

尽管如此，医局还是坚持开办下来，并且越办越大。1844年，伯驾施行了中国第一例膀胱结石截除手术，在当时这类疾病极为常见的情况下，第一次成功所具有的示范意义是非常之大。1847年，伯驾首次在中国应用乙醚麻醉施行外科手术，麻醉的使用更使他在短短几个月内赢得了巨大的声誉。1848年，在医局进行了中国第一次试用氯仿麻醉法。以上2种麻醉法均为美、英等国发现后的次年在中国的首例试用。1850年，又开始了病理尸体解剖术。

5. 博济医局的开业

1855年，伯驾担任美国驻华外交官，医局由一个美国传教士医生嘉约翰（John Glasgow kerr，1824—1901）接办。1856年因第二次鸦片战争爆发，十三行发生大火灾，医局遭焚毁而停办。1858年底，第二次鸦片战争的硝烟尚未散尽，嘉约翰便再度踏入广州城，开始他在中国长达40余年的行医生涯。嘉约翰抵广州后，即在南郊增沙街（南关）租下一华人住宅，加以改造和装修，粉刷一新，成为医院，1859年5月重新开业，定名为博济医局。当年门诊量为26030人次，80张病床共收治住院病人430人。在这所中国早期著名的教会医院里，嘉约翰自任院长长达44年（1855—1899年）。

博济医局开业后，有所改良和进步。1861年，米勒（Miller）医师为肿瘤患者拍摄第一张医学照片，也是我国第一张黑白照片。

6. 博济医院的定名

由于博济医局的业务发展甚速，渐渐增多的病人使原有病房的容量已经不能适应。后经中外慈善事业家踊跃捐赠，在谷埗（今仁济路与沿江路交接处的孙逸仙纪念医院现址）购得地皮一块，当作扩大医院规模的新址。新址自1863年开始基建，到1866年完成，10月开诊收治病人。博济医局正式定名为博济医院（英文称 The Canton Hospital）。嘉约翰特邀广州名医关韬出任该院院长助理，主持院务。新院舍可容留医者130余人，并于同年（1866年）开设妇女部，是为广州专设妇产科之始。尽管博济医院规模迅速扩大，当医院空间仍然难以满足病人需要时，附近的民房和礼拜堂就被当作临时住院处。

1875年，博济医院施行中国首例眼疾手术；同年，以氯仿麻醉施行中国首例剖腹切除卵巢囊肿术；1892年，该院美籍医生关约翰（John M. Swan）施行的剖宫产术是中国的首例，在我国近代医学科学发展史上具有重要意义。当年8月的《申报》所属《点石斋画报》以"剖腹出儿"为题进行图文报道配文曰："西医治病颇著神术，近数年来，华人见其应手奏效，亦多信之。粤垣筑横沙某蛋妇，身怀六甲。至临盆时，腹震动而胎不能下。阅一昼夜，稳婆无能为计，气息奄奄，濒于危矣。或告其夫曰：是宜求西医治之。其夫遂驾舟载妇至博济医院，适女医富氏因事他出。男医关君见其危在旦夕，恻然动念，为之诊视，谓儿已抵产门，只因交骨不开，故碍而不下，若剖腹出之，幸则尤可望生，不幸而死，亦自安于命而已。其夫遂侥幸万一计，听其剖视。医士乃施以蒙药，举刀剖腹，穿其肠，出其儿，则女也，呱呱而啼，居然生也。随缝其肠，理而纳之腹中，复缝其腹，敷以药，怃之安卧。数日寻愈，妇乃将儿哺乳以归。如关君者，真神乎其技矣"。至博济医院创立百年（1935年），总共为200多万名病人做过治疗，受外科治疗者达20多万人，占总数10%。

总的来说，博济医院的发展还是缓慢的。如1986年建立手术室，到20世纪初才制定了手术室工作常规，1903年才购置可靠的消毒器，医院的设备也较简陋。

（二）博济医院的财务运作

维持医院运行的经费来源，除了医院的收入，主要为中外人士的捐助。值得注意的是，有时中国人的捐款还超过外国人。如1884年中国人捐款925元；外国人捐款才800元。到1894年医院大部分经费来自中国人，孙中山先生也曾为这所医院捐款。

西方教会在华的医疗事业在20世纪以后获得空前迅速的发展，医疗机构成倍增加，规模扩大，并明显地由纯"慈善"性质转向营利事业。向病人收取费用的问题渐渐引起各方注意。教会医学杂志发表了各方教会医生的讨论，分歧者各执所见。少数医生反对收费，理由是他们的病人大多是穷困潦倒的平民，而且现在仍应遵循早期传教先锋开创的慈善治疗的原则。主张收费者也有他们看似正确的理由，首先免费治疗不能招来有钱人和有势力的人；其次，即使免费药物也未必完全得到病人的信任。后者拥有更多的赞同者，收费已成趋势。对穷人一如往常免费诊病，而且医院的收费普遍较低，得到的收入纳入机构的日常开支。

（三）西医教材著作的编译出版

西方传教士深知，要使行医传教广泛进行，必须有大批华人参与，而要把接受的西医传授给华人，必须扫除语言文字障碍，把西文医药书籍翻译成中文出版。这是使西方医学文化与中华文化融合的过程，也是西医逐步中国化的过程。

合信医生主持金利埠惠爱医院期间，着手将西文医书翻译成中文。他取得南海人陈修堂的协助,以《解剖学和生理学大纲》原书为蓝本,编译成《全体新论》一书,1851年在惠爱医院出版,是近代中国第一部比较系统地传播西医知识的教科书。合信还翻译出版《博物新编》《西医略论》(1857年,3卷)、《妇婴新说》(1858年,1卷)、《内科新说》(1858年,2卷1册)、《医学新语》。当时,这5本书结书集名为《西医五种》,与《全体新论》(1851年,1卷)合组成一套比较完整的西医教科书,在中国早期西医传播中起了重要作用。此外,《英汉医学词汇》(A Medical Vocabulary in English and Chinese, 1858年,1册)是国内已知编译最早的英汉医学词汇之一。

嘉约翰在华47年,主持博济医院44年。除主持医院工作外,还致力于编译西医书籍和教材,是19世纪中后叶翻译西医书籍最多的传教医师。从1859年开始,最先翻译出版《发热和疝》,尔后主要有《化学初阶》(1871年)、《皮肤新编》(1874年,1卷)、《增订花柳指迷》(1875年,又述于1889年,1卷),陆续翻译西医西药书籍34种,在博济医院出版。1880年,他创办介绍西医西药学的我国最早之中文期刊《西医新报》,1880年后他还翻译出版了《眼科撮要》《外科手册》(1881年)、《内科全书》(1883年,16卷)、《体用十章》(1884年,4卷)、《妇科精蕴图说》(1889年,5册),有20多种作为博济医校的教材,堪称近代中国翻译医书第一人。

华人学者翻译西医著作形成一定数量的是从尹端模开始。尹氏在博济医院习医,后任该院助理医师,受合信及嘉约翰影响,努力学习,译述西书。主要有《医理略述》(1891年)、《病理撮要》(1892年,1卷)、《儿科撮要》(1892年,2卷)、《胎产举要》(1893年,2卷)。尹端模还与嘉约翰合作并参加了《病症名目》《体质穷源》的翻译工作。

合信、嘉约翰除行医外,大译西医书籍,学成回国成为"好望角以东最负盛名之良外科"的黄宽,亦参加译书,加上尹端模等早期译本。以博济医院(局)具名刊行的有:《体用十章》《内科阐微》《西医内科全书》《炎症略论》《皮肤新编》《妇科精蕴图说》《胎产举要》《儿科撮要》《眼科撮要》《割症全书》《花柳指迷》《增订花柳指迷》《西药略译》《化学初阶》《体质穷源》《实用化学》《内科全书》《病理撮要》《内外科新说》等数十种，除国内使用外，日本人亦采用，对西医传播推广和西医教育发展，发挥了开创性作用。1880年，创办《西医新报》，揭开现代中国医学杂志的第一页。

（四）博济医院在传播西医上的辐射和推广作用

博济医院与医学传道会二位一体，紧密结合，在19世纪上、中叶，曾是欧美各国教会派遣传教士到广东行医传教的主要渠道，因而集结了传教医生传播和推广西医的巨大力量。西医推广获得广东各界人士大力支持，十三行巨商伍敦元从1842年始，不但不收医局房租，还负担医局一切修葺费用。旗昌洋行职员历任医学传道会副会长，1845年至1891年任该会司库，从1880年至1902年的22年间，无偿为该会提供会议和活动场所，支持西医推广。外国派来的传教士都是医学传道会的成员，亦是博济医院的人员。他们的活动范围不限于广州，在广东省内和省外，都有他们的足迹。博济医院就是通过传教医生及医院培养出来的学生，将西方医学辐射和推广到广东全省和省外。

在广州，当时的西医机构，多是由博济医院与医学传道会繁衍出来。1848年，英国布道团传教医师合信（Benjamin Hobson，1826—1873）在广州沙基金利埠开办惠爱医院，1856年第二次鸦片战争爆发停业，1858年由黄宽接办复业。1865年，惠爱医院归嘉约翰兼管，至1870年停办。19世纪80年代，在博济医院服务的富玛丽（Mary Fultan）、赖马西（Mary W. Nile）两位女医生，先后开办四牌楼赠医所、十三甫赠医所、存善大街赠医所。1899年，嘉约翰辞去博济医院职务，致力于其年前开办的芳村精神病医院。同年，赖马西离开博济医院，先后开办明心书院和明理书院，分别招收盲女童和盲男童，施以治疗和训练。同年，富玛丽离开博济医院，在西关创办广东女子医学校。1909年，医学传道会达保罗医生，帮助广东公医医学堂筹备开办，接纳南华医学堂停办的失学学生。

1882年（光绪八年）博济医院的6位医生集资，委托旅美华侨罗开泰，在广州仁济西路怡和街开设全国第一家华人西药房——泰安大药房。

在广东省内和省外经由博济医院医学传道会人员传播和推广西医的地点包括：佛山、三水、肇庆、四会、阳江、澳门、香港、梧州、厦门、宁波、上海、北京、台湾、海南，以及日本等地，博济医院早期在南中国传播和推广西医事业，发挥重大作用，是中国近代史上最具代表性的教会医院。到19世纪末，就教会当时在华医疗机构的大概规模看，新教所属的大小医院、诊所计约40余家，天主教所属者也有数十家，主要分布在一些较大城市。有的医院的建立，还得到中国官员或其家属的直接支持。如天主教所属的天津马大夫医院，李鸿章夫人就曾捐资，因为这家医院曾救过她的命。但如博济医院这样规模和水平的教会医院还不多。

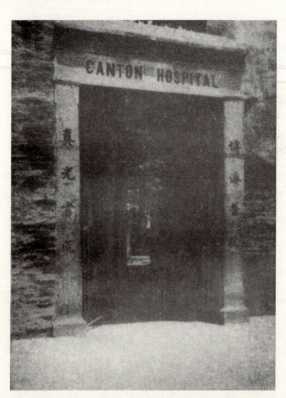

图2-8 博济医院在广州长堤大门

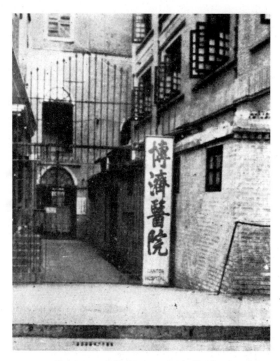

图 2-9 博济医院仁济街前门

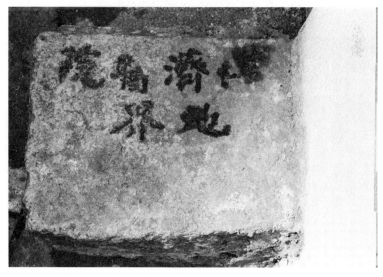

图 2-10 博济医院地界石碑

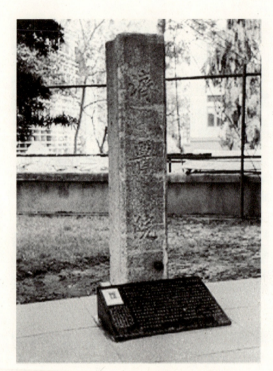

图 2-11　博济医院石柱（现存"济医院"三字，现立北校区医学博物馆旁）

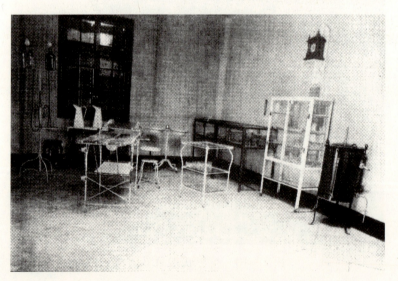

图 2-12　博济医院的手术室

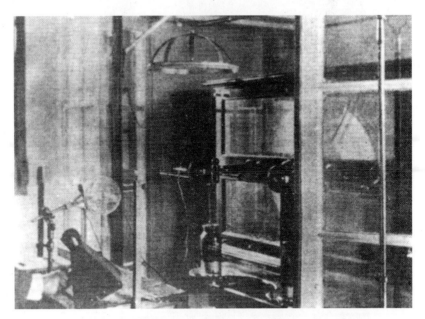

图2-13 博济医院X光室

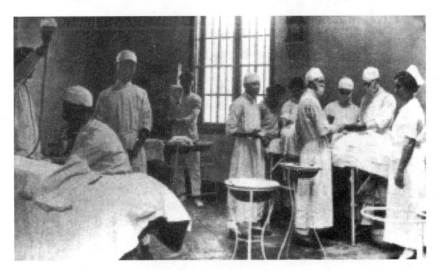

图2-14 博济医院医护人员施行手术

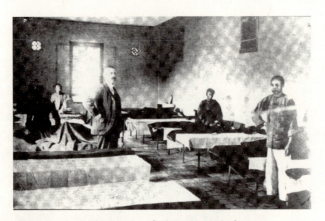

图 2-15　博济医院男病房

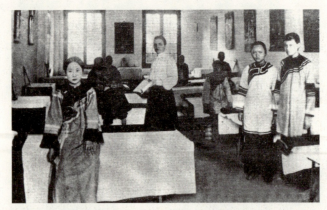

图 2-16　博济医院女病房

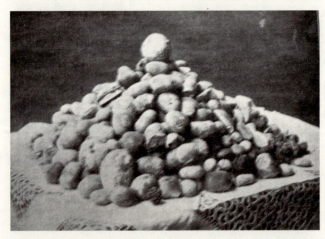

图 2-17　图为当年广州博济医院医生所取出之膀胱石

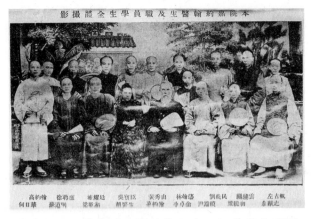

图 2-18 博济医院嘉约翰医生及职员学生合影

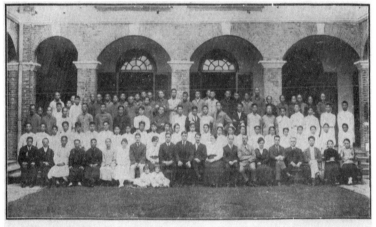

图 2-19 博济医院 1918 年中外职工照

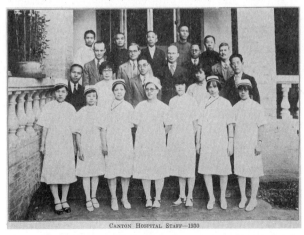

图 2-20 1930 年博济医院职员合影

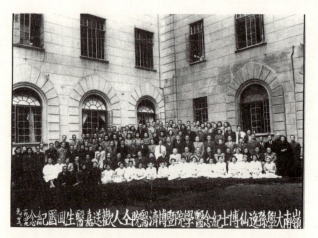

图 2-21　1949 年元月岭南大学孙逸仙博士纪念医学院暨博济医院全人照

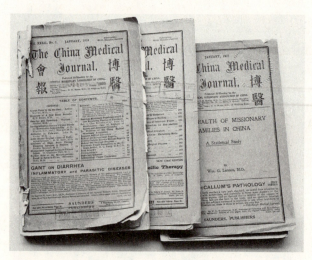

图 2-22　《博医会报》

三、由博济医院办医校开始的中国医学教育从传统到现代的变革

人类为了把长期积累起来的医疗经验传给下一代，便产生了医学教育。传统的西医教育与传统的中医教育，起初都主要采取以师带徒的形式，随着知识量的扩大和对医务人员需要量的增加，学校形式的

医学教育也相应出现。近代医校教育源于西方欧美,是近代科学技术与思想文化飞跃发展的成果,其教育模式为近代科学教育模式。建于博济医院内的近代中国第一所西医校,将近代科学教育模式引入中国,为以师带徒的传统中国医学教育传授方式带来根本性改变。

(一) 中国近代西医教育的雏形

从伯驾在广州开办眼科医局的次年(1836年),他以带徒弟的方式,训练了3名中国医助,除做眼科手术外,兼做外科手术,其中关韬在做白内障手术方面,颇负盛誉。嘉约翰也收授苏道明成为眼科割治专家。合信、黄宽等均收授生徒。为了引进最新医学技术,伯驾利用每次回国的机会,到处参观医院、遍访名医。例如他在1841年初次返国时,便完成了婚事,但是在婚后不久就与妻子小别,花了将近半年时间前往英、法两国,向伦敦、巴黎的许多名医请教,获益匪浅。除了自己重视进修以外,伯驾也训练了一批中国助手,前后大约共有十个人,其中以大弟子关韬最有成就,好几次在伯驾有事出门的期间能够独当一面,病人并不因此而减少。1837年,经他挑选,一些中国青年开始跟他学习医药学和英文,并在医院帮助做配药以及手术助手方面的工作。

(二) 创建中国近代第一间西医校

博济医局由嘉约翰经营10年,已具相当规模,医局设备好,医师力量强,医疗水平高。经过历届收授生徒,特别是1861年和1863年两届生徒培训,已经具备开办医学班的条件。乃于建院30周年的1865年(清同治四年)筹办在博济医院正式办学。医学堂附设于博济医局,首届招生8名,学制3年。黄宽被聘到该校任教,与嘉约翰共同负责教学工作。1866年开办医学堂,创建中国近代第一间西医校,开始系统授课、见习和实习,传播西方医学,对外扩大招生,培养医学人才。1868年学生增至12人,每周逢星期三、六进行课堂讲授,星期一、五出门诊学习诊治,星期二、四在手术室学习手术割治。学生参与医院日常事务、施药、通常手术割治等助手工作。黄宽担任解剖学、生理学和外科学课程；嘉约翰执教药物学、化学；关韬负责临床各科教学。开班第二年，曾于院中示范解剖尸体一具，由黄宽执刀。嘉约翰也曾在院中示范解剖尸体。

博济医学堂开班初时只有男生，1879年，博济医学堂应真光女校学生的请求，接收2名女生入学，是为该学堂招收女生之始，亦是中国培训女医生及男女同校之始。1885年，博济医学堂增加讲课和实习时间，充实教学内容，仍为3年毕业。

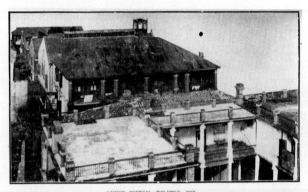

图2-23　博济医局建筑群（图的后侧为哥利支堂）

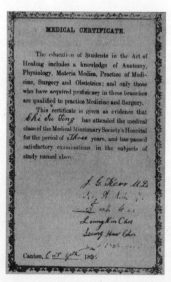

图2-24　池耀庭的毕业证书英文本（1894年）

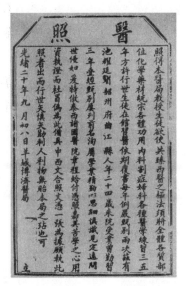

图2-25 池耀庭的毕业证书中文本（1894年）

（三）孙中山在博济医学堂学医及进行革命活动

"1886年秋，年届20岁的孙中山（1866—1925）在香港中央书院毕业后，经牧师喜嘉理器重，'逸仙'之名就读于博济医学堂"，并开始从事革命活动。喜嘉理即嘉约翰。光绪九年至十一年的中法战争，以清政府向法国侵略者屈服而告终。我国伟大的民主革命先驱孙中山极为愤慨，决心学医，立下了"以学堂为鼓吹之地，以医术为入世之媒""倾覆清廷，创建民国"的大志。

孙中山进博济医学堂习医时，居住于医院内的哥利支堂10号宿舍，同学有男生12人，女生4人。他学习刻苦，如饥如渴地学习当时先进的医学科学。在这一年里，孙中山向嘉约翰提出两项建议：一是撤去课室中男女同学座位之间的帷幔；二是允许男生参加妇科的临床实习，因为男医生以后也会遇到妇科病人。嘉约翰认为这些措施本是为了适应中国"男女授受不亲"的儒家礼教，在他自己的国家并无此规定，故而接受孙中山的建议。

孙中山给同学的印象是："聪明过人，记忆力极强，无事不言不笑，有事则议论滔滔，九流三教，皆共语。竹床瓦枕，安然就寝，珍馐藜藿，甘之如饴。"嘉约翰为他减免了学费，全年费用20元。孙中山兼做医院的翻译工作，学费和膳费均可自付。

年轻的孙中山在课余请陈仲尧专为他讲授经史。他在宿舍里置《二十四史》全套。同学们以为他仅作陈设而已，故意考问其中内容，竟对答如流。在校期间，孙中山常发表爱国言论及表露革新政治志向，在同学中结识与会党有密切关系的郑士良（1863—1901），课余两人常谈论"反清"。孙中山认为中国现状甚危，中国人应起而自救。当他们谈论国事和救亡之策，人多以一笑置之，或不予重视。惟郑士良与他人不同，对孙中山的志向深表钦佩。清光绪十四年（1888年）郑士良退学于广州博济医学堂，回到家乡归善县（今惠阳）开设同生药房，以此掩护，暗中联络会党，被推为三合会首领。1895年往香港协助孙中山筹建兴中会总部。同年又与孙中山、陈少白、陆皓东等人赴广州设广州分会，准备发动乙未广州起义。郑士良豪侠仗义，肝胆相照，孙中山在《有志竟成》中回忆，郑士良"闻而悦服，并告以彼曾入会党，曰他日有事，彼可为我罗致会党，以听指挥"。

清光绪十三年（1887年）9月，孙中山转学到香港西医书院（香港大学医学院前身）。此后5年多在该院学习，与该院名誉秘书兼教师何启、教授康德黎（James Cantlie）等结交。孙中山在校期间，除认真学习医学外，还广泛研读西方的政治、经济、军事、历史等方面的书籍，并在课余常往来于香港、澳门之间，与志同道合之友聚谈政事，倡言革命，尤与陈少白、杨鹤龄、尤少纨3人交往更密，被人称为"四大寇"。孙中山还以"洪秀全第二"自命，用"中国现状之危我人当起而自救"一类言词来阐发自己的革命抱负。

孙中山于1892年由香港雅丽氏医院附属西医书院毕业起，先后在澳门、广州开业行医。他精通医道，擅长外科，而且待人亲切，有求必应，对贫苦患者施医赠药，因此很快就成为一位名医。孙中山借行医为掩护，结识一批对清朝统治不满的爱国青年和会党分子，共同探索救国救民的道路。1893年春回广州，在东西药局行医。由于受当时改良主义思潮的影响，孙中山于1894年6月偕陆皓东到天津，上书清政府直隶总督兼北洋通商大臣李鸿章，提出"人能尽其才，地能尽其利，物能尽其用，货能畅其流"的变法自强主张，未被采纳。面对不可能改良的社会现实，孙中山摒弃改良幻想，踏上民主革命的艰险征途。

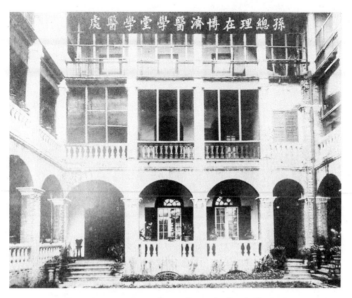

图2-26　1886年孙中山在广州学医处

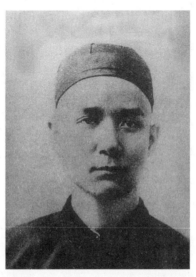

图2-27　1886年孙中山先生以"逸仙"之名在广州学医时的留影

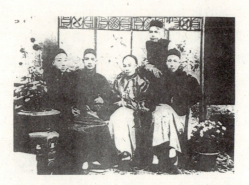

图 2-28　孙中山先生学医时的照片

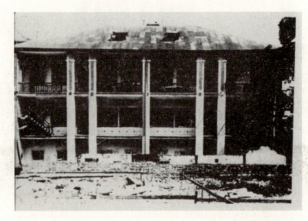

图 2-29　孙中山先生在广州学医时住宿的哥利支堂宿舍

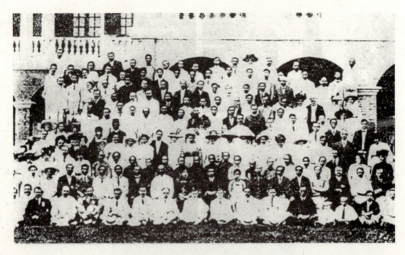

图 2-30　孙中山先生回校及医院视察，受到师生热烈欢迎

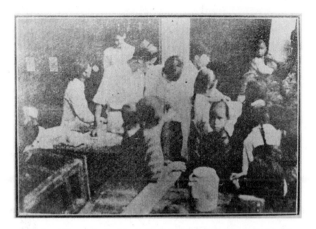

图 2-31 乡人踊跃前来博济医院看病的情景

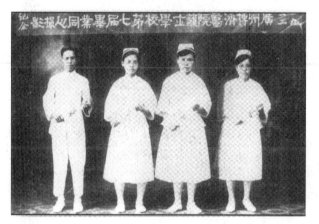

图 2-32 博济医院护士学校第七届毕业同学合影

(四) 开办南华医学堂

1897年，医学堂有男生25人，女生6人。同年学制改为4年毕业。西医传播对清政府传统医学教育的影响逐渐增大，如清光绪二十四年（1898年），光绪皇帝下有谕旨："又谕，孙家鼐奏，请设医学堂等语，医学一门，关系重大，亟应另设医学堂，考求中西医理，归大学堂兼辖，以期医学精进，即着孙家鼐详拟办法具奏。"1899年，博济医院和博济医学堂交由关约翰（John M. Swan）主掌。清光绪二十七年（1901年），博济医院成立正规医校，建设独立校舍。新校舍于1902年建成,为广州当时的新式楼宇,命名为南华医学堂。清光绪三十三年(1907年)有外籍教师7人,中国教师6人,在校肄业学生达50人。清宣统元年(1909年)春,该校学生反对校方的不合理举措,实行罢课。美籍负责人施行高压手段,开除领头的学生,学生仍坚持不复课,1911年校方便将学校停办。

从博济医院办医校到南华医学堂办学45年,先后共培养毕业生120多人。他们主要分布在华南各地,有一部分在其他省区,小部分在国外,为医药卫生和医学教育事业服务,为南中国早期培养西医师,促进西方医学文化和中华文化交汇融合,推进了西医中国化。

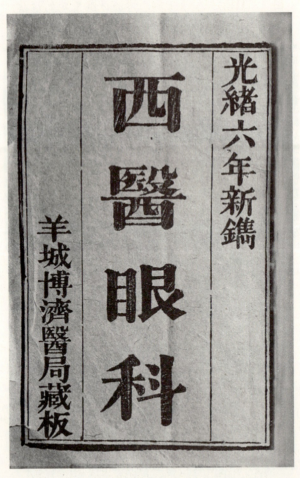

图2-33 1880年羊城博济医局《西医眼科》重刻本

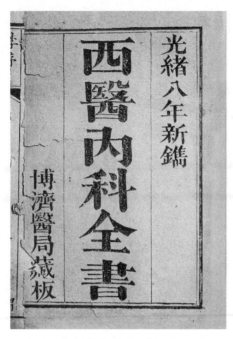

图 2-34　1882 年羊城博济医局《西医内科全书》重刻本

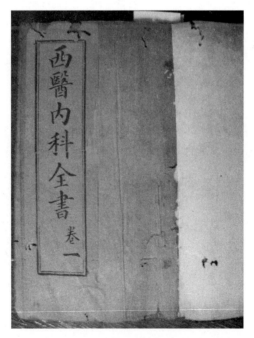

图 2-35　1883 年羊城博济医局《西医内科全书》卷一

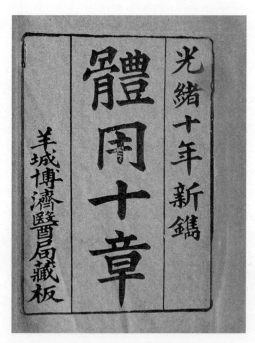

图 2-36　1884 年羊城博济医局《体用十章》重刻本

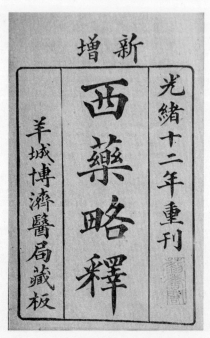

图 2-37　1886 年羊城博济医局《新增西药略释》第 2 版

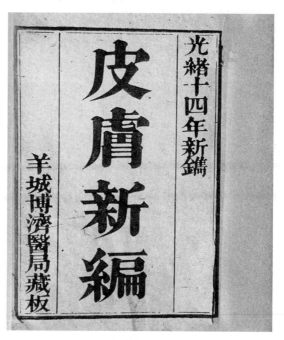

图 2-38　1888 年羊城博济医局《皮肤新编》重刻本

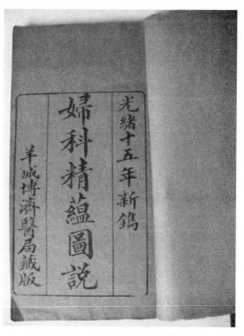

图 2-39　1889 年羊城博济医局《妇科精蕴图说》重刻本

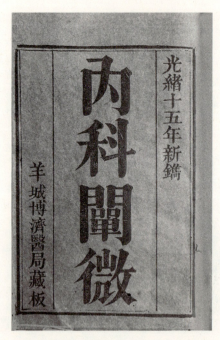

图 2-40　1889 年羊城博济医局《内科阐微》重刻本

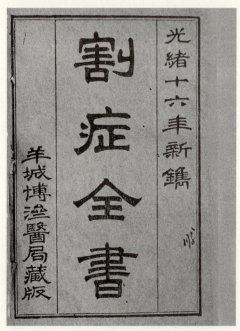

图 2-41　1890 年羊城博济医局《割症全书》重刻本

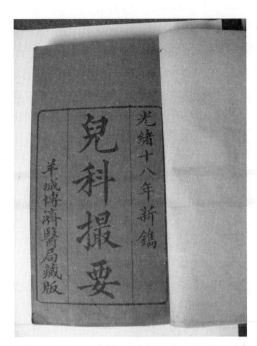

图 2-42　1892 年羊城博济医局《儿科撮要》重刻本

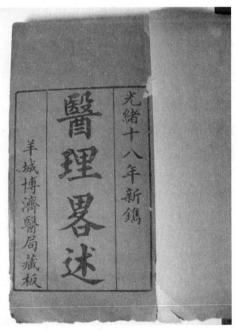

图 2-43　1892 年羊城博济医局《医理略述》重刻本

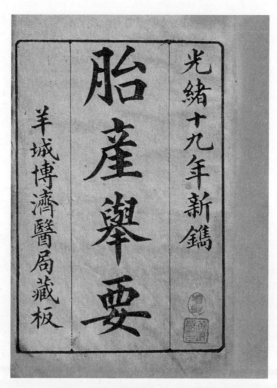

图 2-44　1893 年羊城博济医局《胎产举要》重刻本

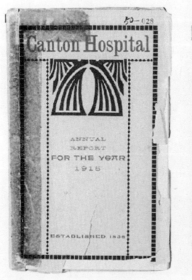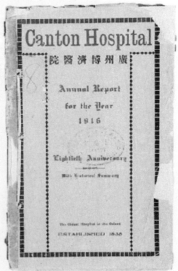

图 2-45　1915 年和 1916 年出版的广州博济医院年报

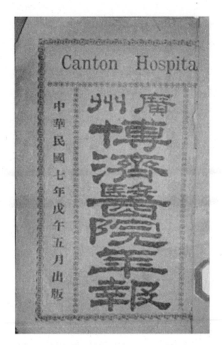

图 2-46　1918 年 5 月，《广州博济医院年报》

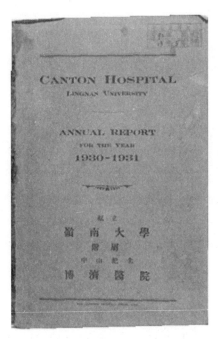

图 2-47　1930—1931 年《岭南大学附属中山纪念博济医院年报》

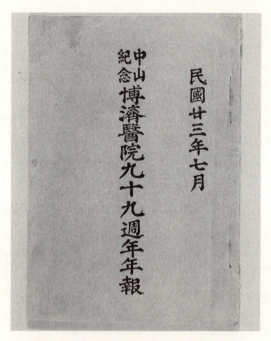

图 2-48　博济医院九十九周年年报

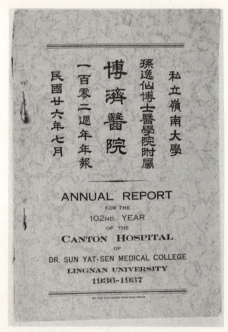

图 2-49　博济医院一百零二周年年报

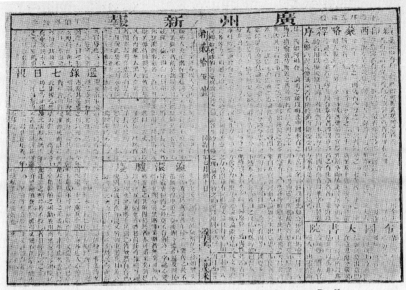

图 2-50　广州新报

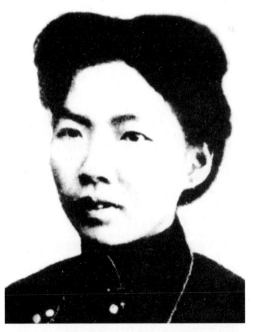

图 2-51　毕业于广州博济医院所办医校的我国早期知名女西医张竹君

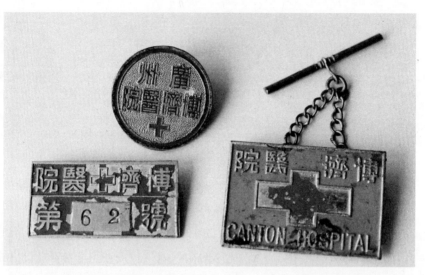

图 2-52　博济医院职工证（上）及工人证（下）

四、夏葛女医学校的创立和变迁

（一）广东女子医学校的诞生

广东女子医学校创办者是美国女医生玛丽·富利敦（Mary Fulton，1862—1927）。她受美国长老会派遣来到广州。清光绪二十五年（1899 年），富玛丽带领 3 名教师、2 名学生，在广州西关存善大街长老会礼堂赠医所筹办中国最早期的一间女医校——广东女子医学校，作为教学施医的基地，专门招收女生。1900 年 11 月，长老会一支会礼拜堂在西关多宝大街尾落成，便借用该堂首层作校舍，广东女子医学校正式挂牌，1900 年第二届招生 3 名，学制 4 年，用粤语授课。1901 年建成女医院首座楼房，以捐款建楼的美国纽约布鲁克林教堂的牧师戴维·柔济（David Gregg）的名字，命名为柔济医院（今广州市第二人民医院）。

(二) 广东夏葛女医学校的创立

1902年,美国人士夏葛(E. A. K. Hackett)先生捐款,在逢源中约建设新校舍,与柔济医院为邻。校舍建成,复捐款建学舍楼2座。为纪念捐款者,女医校以夏葛命名,称广东夏葛女医学校。夏葛女医学校在护士教育方面先行,较早建立附属护士学校。1904年开办看护使学校,美国人端拿(Charles Turner)女士捐款购地建楼,便命名为端拿看护使学校(Turner Training School For Nurses,又译特纳护士学校)。由于护士工作"侍奉病人,事近微贱,闻者惮之,来学无人",护士学校的开办起初并没有得到多少女性学医者的响应。富玛丽知道要使护士职业得到大家的认可,需要尽量提高护士的待遇及地位。"尝竭心力劝人来学,又提高待遇护士之法。适因沙面某西人,尝聘用本校护士,而命其就食于厨下。富氏闻之立召其人归。此后中西人士皆尊重护士,而护士在社会上之位置遂高。然当时习者仍罕。"第一位护士毕业生李凤珍女士是由于患病来医院就医,病好后,在富玛利的反复劝说下方才愿意来校学习的。特纳护士学校学制开始时定为两年,从1915年起改为三年。开设的科目主要有:第一年有人体学、功能学、卫生学、药科学、护病初级、医院规矩、看护礼法;第二年有卷带缠法、产科护法、揉捏法、小儿护法;第三年有料理大割症、割症之先后护理、五官护理法、剖腹护理法等。学科设置比较齐全,而且以上各科皆有医生讲解指导。一些教会开办的医学院都先后建立相配套的护士学校,但是护士的数量总体还是偏低。根据有关资料的统计,到1919年,全国的护士总人数不超过150人,甚至某些医院根本就没有护士,病人纯粹由他们的亲戚或仆人来照顾。特纳护士学校的学生多为广东本地人。据统计,从1906年第一届毕业生到1936年中共有27届共197人。其中广东本地人178人、福建13人、广西2人,浙江、四川、江西、山西各1人。护士学校的创立对于广州地区的医药事业有比较深远的意义,进一步健全广州地区的医学教育门类。

夏葛女医校仿效美国医学教育模式,建立自己的办学机制,医校、医院、护校三位一体，统一管理，具备培养医生、护士，开展医疗服务的整体功能。该院专门收治妇女儿童病人，成为妇产科、小儿科专科医院的雏形。当时医院病房 2 座，床位 30 张，规模较小，设备简陋，妇产科医务人员缺乏，妇产科业务以产科为主。由于迷信思想作祟，当时很多人不愿入医院分娩，贫家妇女限于经济能力，住院分娩者更少。据 1910 年柔济医院记录，全年接产仅 52 人，院外接生 82 人，难产产妇 38 人，其中较大、较困难的手术多由外籍外科医生施行。学生通过课本、模型、实验、临床见习等方面在课室、实验室、医院及门诊完成其学习课程，随着学程的改变，所修课程逐年增加。1911 年，女医校已培养 9 届毕业生共 44 人，端拿护校培养 4 届毕业生共 12 人。截至 1911 年，广东夏葛女子医学堂培养 44 名毕业生。民国元年（1912 年），孙中山曾到该校及其附属的柔济医院视察。

（三）更名为夏葛医科大学

夏葛女医校仿照美国医学教育模式办学、管理学校和组织教学。校院财产全属北美长老会，委托中国南部西差会所选的董事组成董事会管理，由董事会授权教员医生组成的执行部处理校院一切事务。夏葛女医校入学标准低，入学学生不必具有高中毕业程度。主要教师是美国医学博士。

1921 年，凭借广东教育事业的兴盛，全国教育会联合会第七次代表大会在广州举行，各医学院校均不失时机地修订章程，延长学制，增加课程内容，改进教学，完善学校的组织机构和管理制度，建立自己的办学模式，初步形成广东高等西医教育的基本格局。同年，受广东的形势影响，夏葛女医校当局修订章程，改名为夏葛医科大学，学制由 4 年延长为 6 年，预科 1 年，本科教学 5 年，其中第 5 年实习。

（四）定名为私立夏葛医学院

夏葛医科大学董事会于 1929 年 3 月 10 日召开董事会议，决定从

1930年起将学校移交给中国人办理，由王怀乐医师出任校长，并向国民政府教育部申请立案。1932年12月准予立案，定名为私立夏葛医学院，同时废预科，改为本科6年，实习1年，共7年。1932年起兼收男生，以期扩大医学教育规模。夏葛医学院虽交归中国人管理，但经费由美国长老会控制，实权还是掌握在外国人手里。

（五）归并岭南大学

夏葛医学院自创办至1935年以来共毕业31届学生，人数246人，全是女生。毕业生分布在全国各地，以及新加坡、爪哇、美国、英国、法国等地。其中罗芳云、关相和、王德馨、梁毅文毕业后在不同时期担任该院领导工作，成为学校及其附属医院建设栋梁之材。华南地区的大部分女医生多由此学校培训出来，并为近代中国女性提供了比较全面的医学服务。民国二十五年（1936年）7月，该院归并岭南大学，改称为夏葛医学中心，并迁址于长堤博济医院内。

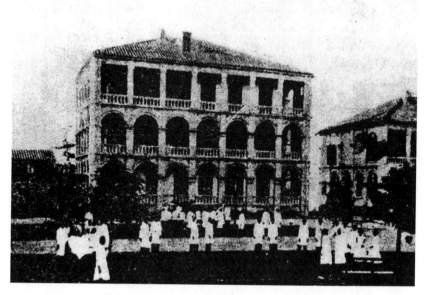

图2-53　美国人夏葛捐款所建医学校

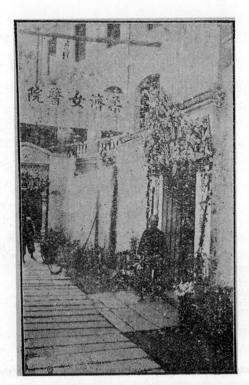

图 2-54 柔济女医院门

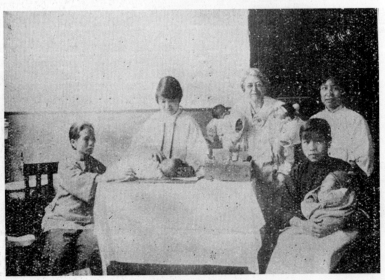

图 2-55 夏葛医学院儿童卫生门诊

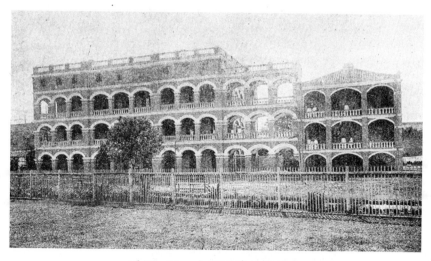

图 2-56 广州夏葛女医校院

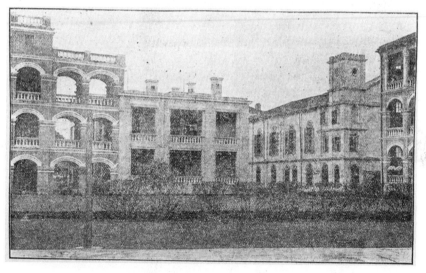

图 2-57 柔济医院夏葛学校由东望之一部分

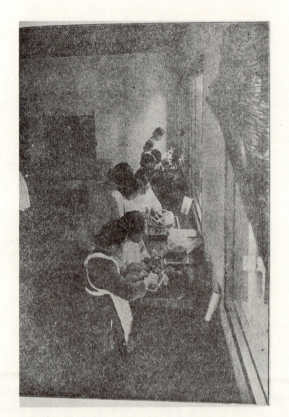

图 2-58 夏葛女医学校学生在实验室解剖实验

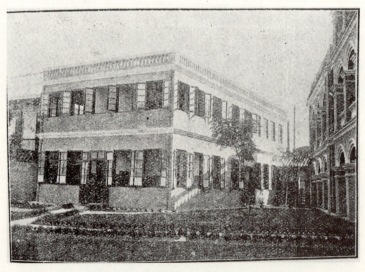

图 2-59 楼下赠医室二楼夏葛学生实验室

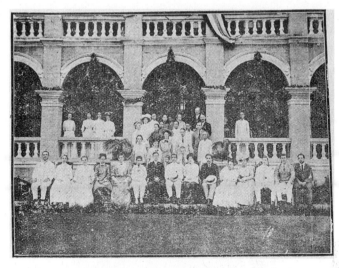

图2-60　1912年孙中山莅临夏葛女医校及其附属医院演讲

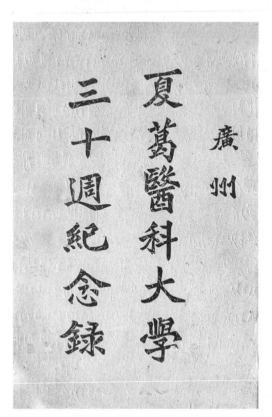

图2-61　《广州夏葛医科大学三十周年纪念录》

图 2-62 《夏葛女子医科大学章程》

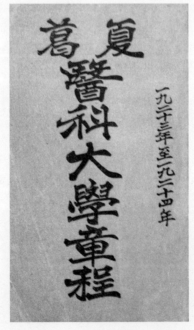

图 2-63 《夏葛医科大学章程》

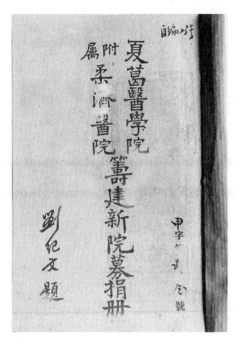

图2-64 《夏葛医学院附属柔济医院筹建新院募捐册》

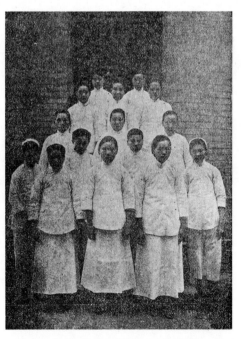

图2-65 1919年夏葛女医学校附属柔济医院全体看护

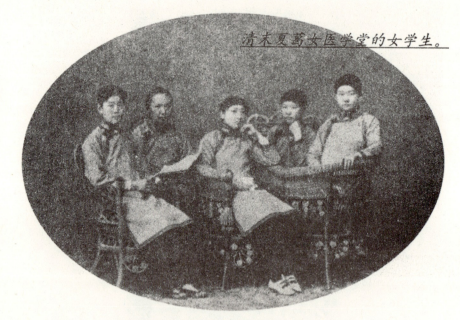

图 2-66 清末夏葛女医学堂的女学生

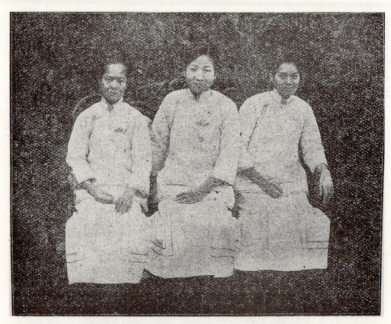

图 2-67 夏葛女医学校 1919 年毕业生

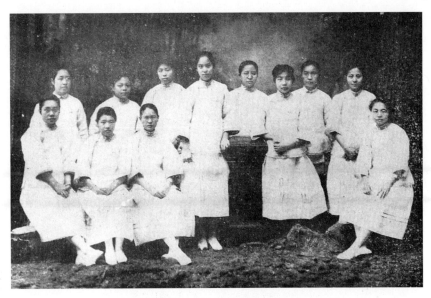

图 2-68　1924 年夏葛毕业生

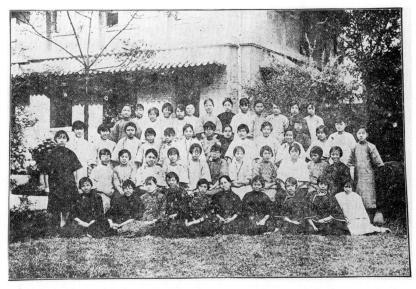

图 2-69　1929 年夏葛女子医科大学当年学生

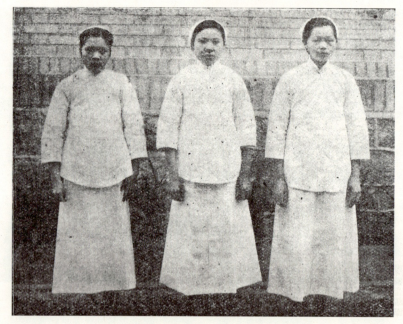

图 2-70　夏葛·端拿看护毕业生

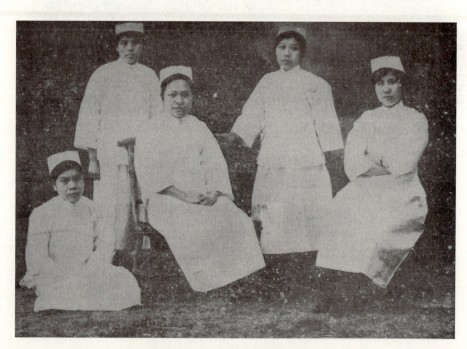

图 2-71　1923 年护使毕业

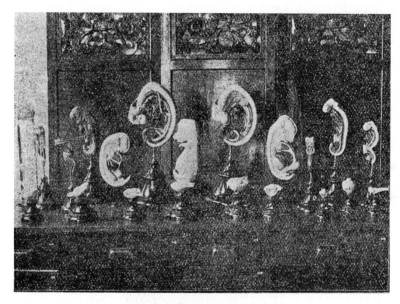

图 2-72 夏葛女医学校的胚学模型

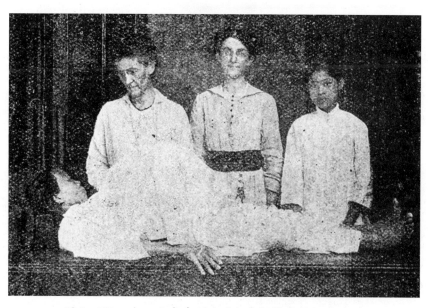

图 2-73 为一名患者施行 96 磅卵巢肿物切除术前
（左为富马合博士，中为夏马大博士，右为罗秀云医生）

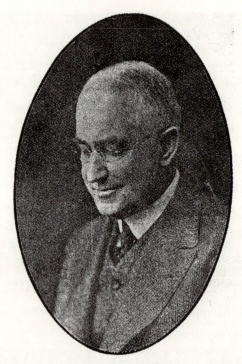

图 2-74 夏葛

五、岭南大学医学院的建立

(一) 收回教会学校的教育权

1929年8月29日,教育部颁布了《私立学校规程》,私立学校立案后受主管机关的监督和指导,其组织课程及其他一切事项,须遵照现行教育法令办理。学校如为外国人所设,必须由中国人任校长;如为宗教团体所设,不得以宗教科目为必修科,不得在课内作宗教宣传。多数教会学校开始按此条例办理。

(二) 筹办岭南大学医学院

1930年6月2日,医学传道会举行年会,决议将博济医院转交给岭南大学,此决议为岭南大学所接受。接办之前,岭南大学于

1901年至1912年，曾办医学预科，1914年又成立护士学校。移交手续于1930年7月23日正式举行，博济医院的全部财产和所有权由广州医学传道会（Canton Medical – Missionary Society）移交给岭南大学校董事会，医院归属"岭南大学医学院（筹）"。国民政府批给建筑及开办经费国币50万元；另每年补助经常费10万元。

1934年岭南大学董事会提出，孙逸仙博士与博济医院有密切关系，以其生前对博济医院的关怀，有必要纪念其功绩。成立孙逸仙博士纪念医学院筹备委员会，推举：孙科、孔祥熙、褚民谊、何东、黄雯、黄启明、金湘帆、林逸民、钟荣光诸先生为委员；再设立计划委员会，以刘瑞恒、赵士卿、伍连德、林可胜、黄雯、王怀乐、陈元觉、马士敦、胡美诸先生为委员。1934年，对旧病房实行大改造，在医院后座新建一座四层楼建筑。1934年6月，博济医院在原址扩建的一座占地面积77井（854平方米）、三合土（混凝土）构造的4层大楼落成启用。至1937年1月全部竣工时，已在南面加建6层楼房1座。原4层大楼亦加至6层，地下为院长室、注册室、事务室、会议室、大礼堂、图书室、阅书室等；五楼解剖学科；四楼生理学科、药理学科；三楼病理学科、细菌学科；二楼生物化学科、寄生虫学科。每科均设有授课室、学生实验室、教员研究室及办公室等。天台建有小型动物室，以饲养试验动物之用。

1935年11月2日，举行博济医院成立100周年暨孙中山先生开始学医并从事革命运动50周年纪念活动，由孙科主持，为"孙逸仙博士开始学医及革命运动策源地"纪念碑揭幕和"医学院大楼（现址博济楼前座）"奠基举行仪式。当时黄雯任院长，有教授6人、副教授6人、讲师12人、助教15人，学生87人。中华医学会以博济医院为中国西医学术发源地，特于11月2至8日在博济医院举行第三届全国代表大会，以示庆贺；医院也易名为"中山纪念博济医院"。

（三）正式成立孙逸仙博士纪念医学院

1936年9月，孙逸仙博士纪念医学院正式成立。医学院共有5

个系：解剖系（包括组织学和胚胎学）、物理学系（包括生物化学）、细菌学系（包括寄生虫和病理学）、药理学系、公共医疗系。岭南大学医学院，一切规章制度，均遵照教育部颁发的章程办理，定学制为本科5年，实习1年，共6年。第一、二、三年为基本各科；第四、五年所习，为临床各科；第六年留院实习。第一年基本学科如生物学、化学等，为利用设备完善及师资便利起见，在岭南大学上课，余均在医学院授课。临床实习分别在博济及柔济两医院进行。公共卫生实习由学院卫生事业部安排。据院方自称"本年（1936年）一二年级之学生程度，实可称满意；盖该二级学生课目，除解剖学科外，全由岭南大学文理学院担任教授，使学生程度，得以提高；至于解剖学科地址，则以五楼全座拨用，并特聘专任教授两名，助教一名，联同担任；人才极感充足"。

孙逸仙博士纪念医学院设附属机构：博济医院（有病床150张）；柔济医院（有病床150张）；博济医院内设有高级护士学校，学制为预科3个月，本科3年，1936年有学生38名；另有卫生保健机构三处：一处是博济分院（在岭南大学内，有病床20张）；一处在广州河南新村（SUNTSUEN）；一处在从化县和睦墟。并在岭南校园内设立了专门为农民服务的赠医所。附属机构收治的病人为学生临床实习提供了较好的教学条件。

由于夏葛医学院一直与博济医院有合作关系，在博济医院移交给岭南大学后，夏葛医学院也考虑与岭南大学合并。1933年5月通过合并计划，1936年7月1日，夏葛医学院正式将行政和设备移交岭南大学医学院。

1937年3月11日，纪念医学院大楼（即今博济楼前座）全部竣工。重建后的博济医院，除了保留它的原有建筑风格，医院的主楼为西式建筑，希腊式圆柱，圆环的墙贴面，纪念碑如利剑直如云霄，短而锋利，其锋芒锐利，象征要将治病救人的决心贯彻到底。

（四）教学情况

1. 教学条件

学院除增添教授等师资力量外，1937年各科课室及实验室，尤其是生理学兼生物化学、药物学、细菌学各课室和实验室全部重新改良设备，尽量充足；地方宽敞，足供50人同时实习及授课之用。所有每科仪器及各种应用家私零件，无不加以扩充，改善；同时对于医学上所必需，或能增加学术上进步者，学院尚力求搜集也。改善课室增设仪器与基础建设同步进行。竣工的学院教授住宅4座。院内在建泵水机房1座，增置引用河水滤水机1副，以汲取河水作为洗涤之用；另汽车停车房1座。院方鉴于各学科需用煤气供给之必要，特装设煤气供给机1座，使学生能利用煤气，为实验检查之用。

院办图书室专为供应各科教授及学生参考及阅读之用，故除医学术者外，其他课外读本暨国内外出版之杂志，无不尽量搜求。统计由博济医院拨来各种图书584本，另学院新购740本，总共有图书1324本，另各学科订购杂志三十四种。

学院附属博济医院出版年报。学院创办有健康半月刊、医学月刊，亦已出版。同时学院鉴于我国医学教本之缺乏，将各教授之讲义，编钉成书，以供学者之用，名为《孙逸仙博士医学院丛书》。

2. 报考条件

1937年计有一年级学生16名，二年级学生13名，三年级学生20名，四年级7名，五年级学生9名，六年级学生6名，特别生4名；共76名。附设高级护士学校计有学生3班，共计42人；其中三年级生15人，二年级生16人，一年级生11人。并定当年秋招收新生一班，入学试验定于7月20日及8月22日举行。报考者应具备的条件为：国文：曾学习国文约12年。英文：（1）对于英文造句作文，与英文文法，须合葛理佩著《英文津逮》卷四或相当程度。（2）曾熟读高中英文读本二三百页。物理学化学生物学：曾学习物理学化学生物学1年，且须有相当实习训练，报名时须缴实习笔记。数学：须曾学习平面三角，与立体几何，或二者混合教授。华侨生及外国学生：凡在外国中学毕业之学生，国文得从宽取录，但入校后，必须加紧补习。

3. 课程科目概要

1936年学院设有如下各科：解剖学科，生理药物学科，病理学科，内科，外科，产科，公共卫生学科。此外，学院特别注重公共卫生，乡村卫生，及热带病学，又增加医学伦理及医学史科，心理学科共3种。学院公共卫生学科部管理得到加强，使学生毕业后，能在改进各地公共卫生方面发挥作用；至于乡村卫生事业之创办，新村之敦和、从化县和睦2所均有医师驻所主持，并公共卫生护士、助产士、护士等工作。其他乡村卫生事业，如岭南大学博济分院，及岭南大学内之乡村卫生部则增设牙科。同时，学院附属之博济医院内，亦新设城市卫生部，由卫生医师2名及卫生护士2名主理，专司学校卫生、妇婴卫生、及传染病探访工作。

课程按照教育部颁发的大学医学院及医科暂行课目表实施，规定6年毕业。课程如下：

一年级：

（1）党义。

（2）国文。授课3小时（为周学时数，每学期18周，下同），两学期共108小时。学分6。

（3）英文。授课3小时，实习4小时，两学期共252小时。学分8。

（4）物理。授课4小时，实习3小时，两学期共252小时。学分10。

（5）无机化学。授课3小时，实习6小时，两学期共324小时，在第二学期内，须实习分析化学108小时。学分10。

（6）动物学。授课2小时，实习6小时，第一学期共144小时。学分4。

（7）植物学。授课2小时，实习6小时，第二学期共144小时。

（8）战时救护训练。授课1小时，两学期共36小时。学分2。

（9）体育。实施2小时，两学期共72小时。学分1。

二年级：

（1）统计学。授课1小时，实习4小时，第一学期共90小时。学分3。

（2）分析化学。授课1小时，实习6小时，第一学期共126小时。学分3。

（3）有机化学。授课3小时，实习6小时，第一学期共126小时。学分5。

（4）解剖学。第一学期教授1小时，实习2小时，第二学期授课4小时，实习11小时，共324小时。学分10。说明：详细实地解剖人体全身各部（每学生4人有大体一具），并研习骨骼。全部教材每用X光及活人以示教。

（5）组织学。第一学期授课1小时，实习2小时，第二学期授课1小时，实习3小时，共126小时。学分4。说明：本学程计分3部：A. 细胞学。专于细胞之构造、化学组成，及其生理详加讲释。B 组织学。于血液、表皮、缔结，筋肉及神经各组织分别讲授。而于各组织之发生、生理，及病态尤加注意，以为将来学习生理学及病理学之张本。C 器官学。学生在大体解剖实习某一系统后，即继以该系统各种器官之显微解剖。每学生俱有显微镜1架，实习玻片1套。更于制片学之原理略加解释，且须自制玻片若干种。

（6）胚胎学。第一学期授课1小时，实习2小时，第二学期授课1小时，共64小时。学分3。说明：本学程先将人体性细胞之产生、成熟，受精及接合子之分裂，加以解释。然后述及胚之发育，及其附件之长成。至于胎之发育，则将其各系统之长成，分别讲述之。全课程对于双胎、怪胎，及器官发育不全之原因，尤加注意。

（7）神经解剖学。第二学期授课1小时，实习2小时，共54小时。学分2。说明：本学程先将神经细胞，及神经组织倍加温习。然后由神经末梢起，经外周神经、神经节、神经脊髓、延髓，小脑间脑以至大脑各部，沿途加以详细解剖。并用制成之玻片为实习之用。最后将各部连续贯通，并备述及各部之功用。

（8）寄生虫学。第一学期授课2小时，实习4小时，共108小时。学分3。说明：寄生虫学包括原生虫学，脏虫学及医学昆虫学。将普通危害人体健康之寄生虫，及其所发生之疾病，用系统的讲授与实习法，尽量灌输，并注意寄生虫之生活史，各种中间宿主以及各地蔓延之情形。同时研习寄生虫病之治疗，预防及寄生虫之扑灭方法。

除讲授及实验室应有之实习工作外，尤多予实地调查与扑灭寄生虫病之机会，务使学生能明了我国寄生虫之蔓延情况及熟悉各种防治工作实施之问题。

（9）生物化学。第二学期授课1小时，实习3小时，共72小时。学分2。说明：凡关于人体（或生物）细胞组织及系统器官之生理化学作用以及营养物之化学成分，消化，吸收与排泄等各现象，均在此课内充分研习。使学生对于生物及人体之新陈代谢以及其他化学作用，具有明确之观念；在讲授时注意各种生物化学定律之解释，与系统之说明。在实习时注意性的与量的监定，俾学生得熟审各种生物化学之反应与法则。

（10）生理学。第二学期授课2小时，实习5小时，共126小时。学分4。说明：本课内容分细胞及组织生理学，器官及系统生理学，种族生理学3大类。遗传之结果与各器官及系统之发展；人类种族之盛衰的生理变象；并利用动物实验。

（11）战事救护训练：授课1小时，两学期共36小时。学分2。

（12）体育。实施2小时，两学期共72小时。学分1。

三年级：

（1）生物化学。接连第二级第一学期，授课3小时，实习7小时。共180小时。学分6。

（2）生理学。接连第一级第一学期，授课2小时，实习5小时，共126小时。学分4。

（3）药理学。第一学期授课1小时，实习3小时，第二学期授课2小时，实习5小时，共198小时。学分6。说明：包括化学药理学、调剂处方学，及生物药理学。研习药物之性质，成分及其鉴定方法，及分析试验之组织及方法，调剂及处方之简要法则。再进而实验各种药物应用于动物组织及各系统之反应及效用。同时对于中国药物，亦包括研究，尽量介绍。

（4）细菌学。第一学期授课2小时，实习5小时。第二学期授课2小时，实习3小时，共216小时。学分7。说明：细菌学分普通细菌学、病菌与传染，及免疫学三部分。先授以普通细菌学之原理及实习之技术,使学生明了细菌之一般生活状况及其与自然界之关系后,再进而研习致病之各种细菌,以及传染与免疫之现象。关于病菌及传染与免疫之教材,务求能与临床学科相连贯,就实验所得,以供解释各种临床证象之参考。传染病之管理与抑止及饮水检查与消毒均为公共卫生之重要问题,亦充分注意。

(5) 病理学。第一学期授课2小时,实习5小时。第二学期授课3小时,实习7小时,共306小时。学分10。说明:本课按照病之性质,分别研习病因之种类,及身体各部受病后所起之变化。讲授时先授总论,使学生对一般病理现象得到一种概括之观念,然后进而讲授各论,使对于各器官系统之病理变化得有深切之认识。实习分大体病理实习,及组织病理实习两种。于大体病理实习时,备有各种大体病理标本,以供学生自由研习。组织病理实习时,学生给有病理组织片每人一套。俾得自由观察病理组织之各种变化。尸体检剖。每年足有50具以上之成人尸体检剖,每次检剖时,学生一律参加。

(6) 物理诊断学。第二学期授课2小时,实习4小时,共96小时。学分4。说明:本课所授者为一切临床技能之基础、应用解剖学、病历记录、正常体格及疾病之验查,训练各种病征之认识。同时注意病者之心理与痛苦,医者之态度与同情。

(7) 实验诊断学。第二学期授课2小时,实习4小时,共96小时。学分4。说明:实验诊断学全部利用实验方法,练习各项排泄物及病理标本之检查工作。凡在临床诊断必须之各种检查技术,均尤须予以充分熟练之机会。

(8) 战事救护训练授课1小时。两学期共36小时。学分2。

(9) 体育。实施2小时,两学期共72小时。学分1。

四年级:

(1) 内科学。第一学期授课4小时,临床工作6小时。第二学期授课4小时,临床5小时,共342小时。学分14。说明:本课包括各种普通内科疾病,并凡能设法预防之病,均作有系统之讲授;并佐之以充分临床示教。在教师指导下,在门诊部实习诊断,及治疗方法,使得临床诊疗之初步经验。

(2) 外科学。第一学期授课 3 小时,临床工作 9 小时,第二学期授课 3 小时,临床工作 7 小时,共 396 小时。学分 12。说明:本课所授为外科学识及技术,佐之以示证实习,在教师指导下,其临床工作,均在门诊部实习。

(3) 热带病学。第一学期授课 1 小时,实习 1 小时,第二学期授课 1 小时,实习 1 小时,共 72 小时。学分 3。说明:特别注意预防及扑灭热带病工作,参引各种确实例证,并佐之以临床示教。

(4) 放射学。第一学期授课 1 小时,实习 1 小时,共 36 小时。学分 2。说明本课在使学生认识 X 光线与镭之物理,及其在医学上诊断,及治疗之效用。

(5) 儿科学。第一学期授课 2 小时,临床工作 2 小时,第二学期授课 2 小时,临床工作 3 小时,共 162 小时。学分 6。说明:除讲授儿科疾病外,尤注意于儿童之发育营养、健康检查、心理变态之矫正、卫生习惯之培养,以及疾病之预防等,并多予学生研习及临床示教之机会。

(6) 皮肤花柳学。第一学期授课 1 小时,临床工作 1 小时,第二学期授课 1 小时,临床工作 1 小时,共 72 小时。学分 3。说明:凡一切重要之皮肤病及花柳病,均在教授之列,并有标本模型,以供研习,及临床示教之用。

(7) 神经精神病学。第一学期授课 1 小时,临床工作 2 小时,第二学期授课 1 小时,临床工作 2 小时,共 108 小时。学分 4。说明:本课分总论,特论两部,教授神经学之原因、症状、诊断法及治疗法,并佐之以临床示教。

(8) 产妇科学。第二学期授课 2 小时,临床工作 2 小时,共 72 小时。学分 3。说明:本课包括产科之生理卫生学识,及正常助产之方法,异常之妊娠,及分娩后之状态检查,与初生婴儿之护理,产妇之卫生,及各种预防方法。妇科之讲授,先认识女性器官,并注意其与全身之关系,对于性的机能,发育性的教育,及性病预防,彻底明了。在教师指导下之临床诊断学,及治疗方法,充分学习。

(9) 体育。实施 2 小时,两学期共 72 小时。学分 1。

五年级：

（1）内科学。第一学期临床工作4小时，第二学期临床工作4小时，共144小时。学分4。说明：第五年班之学生，须在病室内充临床见习生，凡关于病历之纪录，体格之检查，诊断治疗预防，及病症结果之预测，均由教师及各种内科学术会议中，指示助理。在适合之情形，或在乡村之医院时，学生可到病者之居寓，以研究或调查其病源，及附近之传染病症。

（2）外科学。第一学期临床工作3小时，第二学期临床工作3小时，共108小时。学分2。说明：第五年班之学生，均在病室及手术室内，充外科裹扎助手，及参加各种外科手术。

（3）儿科学。第一学期临床工作2小时，第二学期临床工作2小时，共72小时。学分2。说明：第五年班之学生，在病室内充当见习生，并在门诊部及卫生医期工作。

（4）皮肤花柳学。第一学期临床工作1小时，第二学期临床工作1小时，共36小时。学分1。说明：在门诊部工作。

（5）泌尿科学。第一学期授课1小时，临床工作1小时，第二学期授课1小时，临床工作1小时，共54小时。学分2。

（6）产妇科学。第一学期授课3小时，临床工作6小时，第二学期临床工作4小时，共234小时。学分7。说明：本课接连第四年班之学科，并派往卫生医期临床工作，及病室与门诊部充任见习生，在本班期内，每生应实行正常助产五次，及参加其他助产及产科手术。

（7）矫形外科学。第一学期授课1小时，临床工作1小时，第二学期临床工作1小时，共54小时。学分2。

（8）公共卫生科学。第一学期授课2小时，临床工作4小时，第二学期授课3小时，临床工作6小时，共270小时。学分9。说明：本课之教授，在求如何保障与增进民众健康设施；学生应具医学之基础，及临床学科之知识，并进而研习有系统之公共卫生组织及设施。本课之主旨，在扩大及完整学生对于现代医学之观念与目标。同时训练对民众健康保障之组织与实施方法，以及医学与社会之关系。在讲授时，特别注重我国现代医事之状况，及公共卫生行政组织。如时间许可，学生举独考察作社会医事调查报告一份，并须参加各种卫生医期，及乡村医院服务。第六学年驻医院实习时学生俱有1个月在本院之乡村公共卫生机关实习。

（9）眼科学。第一学期授课2小时，临床工作1小时，第二学期授课1小时，临床工作2小时，共108小时。学分4。

（10）耳鼻喉科学。第一学期授课1小时，临床工作1小时，第二学期授课1小时，临床工作2小时，共90小时。学分3。

（11）法医学。第二学期授课1小时，实习1小时，共36小时。学分1。

（12）历史及伦理。第二学期授课1小时，共18小时。

（13）体育。实施2小时，两学期共72小时。学分1。

六年级：

第六学年，每学生著述关于医学上之论文一篇，并在博济医院及夏葛医学院，充当驻院医生1年，是年担任服务，计内科（包括儿科神经学科皮肤花柳学科）4个半月，外科（包括矫形外科学泌尿科学眼科学及耳科学）4个半月，产妇科1个半月，公共卫生科1个月，其余时间2星期，得作为假期休息。

4. 毕业论文

毕业生完成医科暂行课程表章程，考验及格，给发证书。

1937年应届毕业生共计7名，毕业论文题目如下：①肠热症（王淑姜）；②血球沉淀对于炎性之研究（郭佩芹）；③痹热症临床上之情况（郑洁辉）；④钩虫病之研究（郑璞）；⑤剖腹后之治疗（吕兆伟）；⑥急性肾炎之研究（李其芳）；⑦腹痛之分别诊断（夏美琼）。

5. 教务规程

1. 记分法（学分、级分、绩点、绩分比率）：

学分：凡学生修满各科目合格者，均给予学分；一学期中每周授课1小时，或实习2小时或3小时为1学分。

合格：各科均以60分为合格。

(五)学术研究

1. 学术成果

1937年,岭南大学寄生虫学家陈心陶在曲江发现了血吸虫的中间宿主——钉螺,并提出消灭钉螺的措施,为以后的血吸虫病防治作出贡献。三四十年代,梁毅文采用自体腹腔血液回输法抗休克,并积极开拓与妇产科关联的细胞学、内分泌学、产前诊断方法的研究,并在不孕症、月经病、宫外孕的诊断和治疗等方面取得较大的成就,成为华南地区著名的妇产科专家。1936年首先提出被称为"谢氏位"的髋关节后脱位特殊投照位置的临床放射学家谢志光,于1948年到岭南大学医学院工作。

为求学生得有丰富学识及经验起见,故对于学术会议、学科演讲每周均有举行,俾学生于教授之余,互相考证。

2. 医药卫生著述

清道光至咸丰年间,合信(B. Hobson)和嘉约翰(John Glasgow Kerr)先后在广州有系统地编著、翻译出版介绍西医药各科的专门著作20多种,这是中国近代最早出现的西医著作,对广州西医知识的普及产生一定的影响。清光绪十九年,博济医院医师尹端模译述了《体质穷源》《医理略述》《病理撮要》《儿科撮要》《胎产举要》等著述。以上为早期外国人所译述的各类医书,虽然这些书籍所用医药名词互异,但在西医学的传播方面发挥了较大作用。

表2-1 清代广州地区编著、出版的部分医学书目

书 名	编著者	出版时间/年
全体新论(解剖学和生理学大纲)	合信(B. Hobson)	1850
西医略论(外科临床经验)	合信(B. Hobson)	1857
内科新说(内科临床与药物)	合信(B. Hobson)	1858
妇婴新说(看护法与小儿病)	合信(B. Hobson)	1858
花柳指迷	嘉约翰(John G. kerr)	1861
内科阐微	嘉约翰(John G. kerr)	1862
化学初阶	嘉约翰(John G. kerr)	1871

续上表

书　名	编著者	出版时间/年
西药略释（4卷）	嘉约翰（John G. kerr）	1871
裹扎新编	嘉约翰（John G. kerr）	1872
皮肤新编	嘉约翰（John G. kerr）	1874
增订花柳指迷	嘉约翰（John G. kerr）	1875
西医眼科撮要	嘉约翰（John G. kerr）	1880
割症全书（7卷）	嘉约翰（John G. kerr）	1881
热症	嘉约翰（John G. kerr）	1881
卫生要旨	嘉约翰（John G. kerr）	1883
内科全书（16卷）	嘉约翰（John G. kerr）	1883
体用十章（4卷）	嘉约翰（John G. kerr）	1884
妇科精蕴图说（5册）	嘉约翰（John G. kerr）	1889
体质穷源	尹端模译述	1884
医理略述（2卷）	尹端模译述	1891
病理撮要（2卷）	尹端模译述	1892
儿科撮要（2卷）	尹端模译述	1892
胎产举要（2卷）	尹端模译述	1893

3. 西医学术期刊

广州最早的西医学术期刊是清同治七年（1868年）由博济医院院长嘉约翰编印的《广州新报》，初为周刊，清光绪六年（1880年）改为月刊，并改名《西医新报》，由博济医局发行，每季一期，两年后停刊。该报用中文出版，也是全国最早的西医期刊。

1886年，博济医院的华人医师尹端模等创办了《医学报》，是国人自办最早的西医刊物，出数期后停刊。其后，梁培基于光绪三十四年创办《医学卫生报》（月刊）。

岭南学堂医预科的主理者嘉惠霖医师曾于1912年创办《中华医报》，继后又于1919年创办《博济月报》。

夏葛女医校于1920年创办《夏葛医学杂志》。

众多西医学术刊物出版发行，促进了西医科学学术交流与发展，推动了西医教育质量和医疗水平的提高。

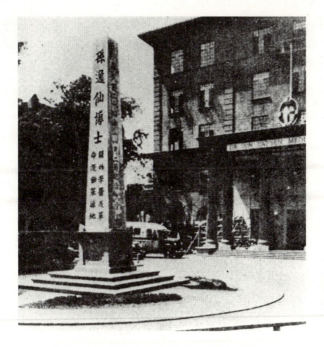

图 2-75　1935 年立孙逸仙博士纪念碑

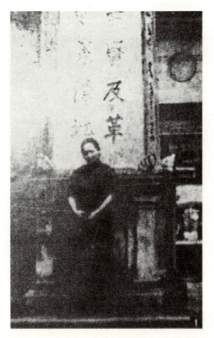

图 2-76　宋庆龄在孙逸仙博士纪念碑前留影

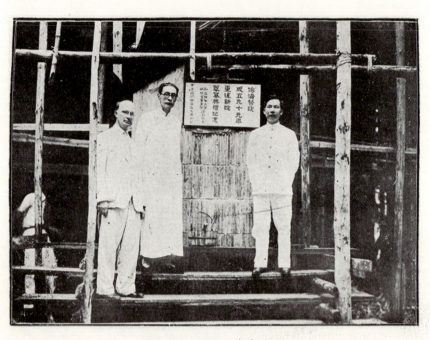

图 2-77　新院奠基典礼

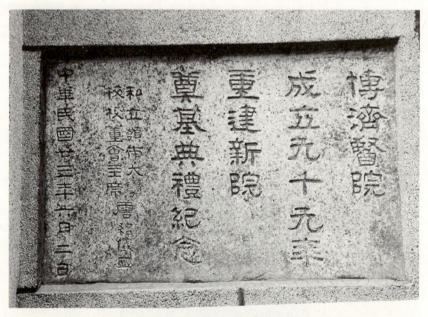

图 2-78　1934 年 6 月 2 日唐绍仪为博济医院新院奠基题词碑

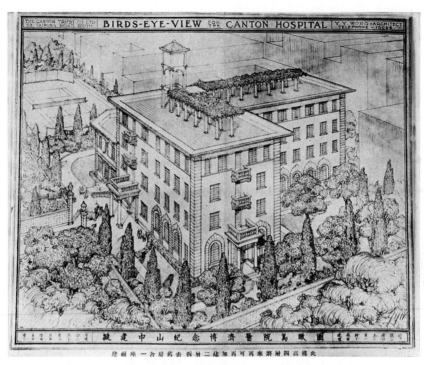

图 2-79 拟建博济医院鸟瞰图

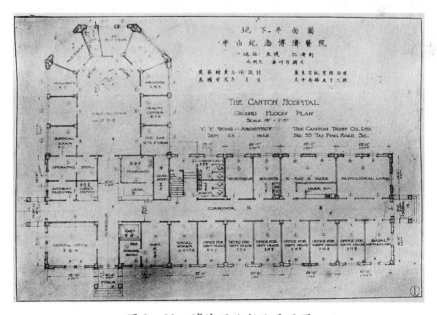

图 2-80 博济医院新院平面图

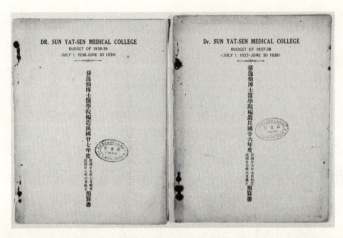

图 2-81 《孙逸仙博士医学院编造民国廿六年度预算书》(1937—1938 年)和《孙逸仙博士医学院编造民国廿七年度预算书》(1938—1939 年)

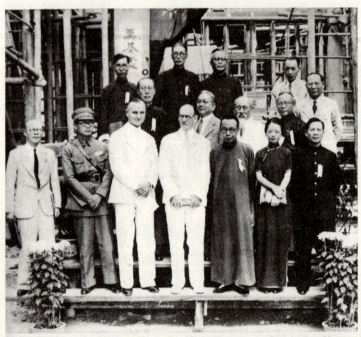

图 2-82 孙逸仙博士医学院奠基典礼

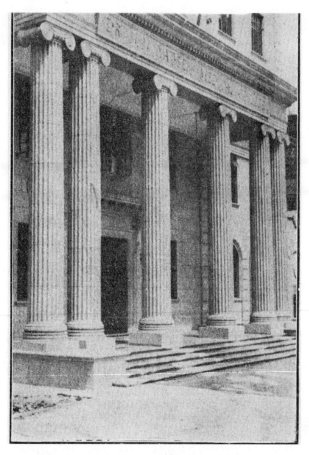

图 2-83　医学院大楼

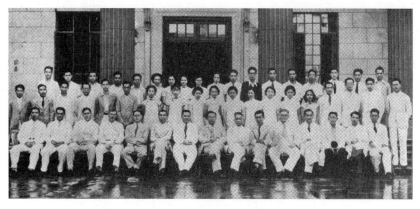

图 2-84　岭南医学院医学会成立合影

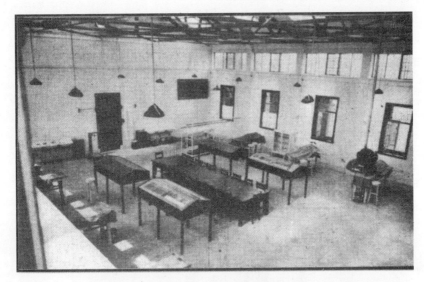

图 2-85　岭南医学院解剖室

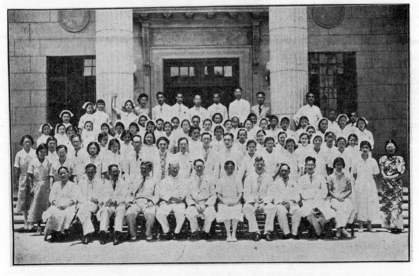

图 2-86　1937 年博济医院职工合照

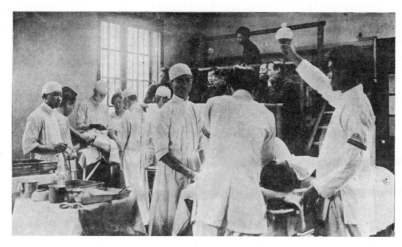

图2-87 医学院见习生在外科

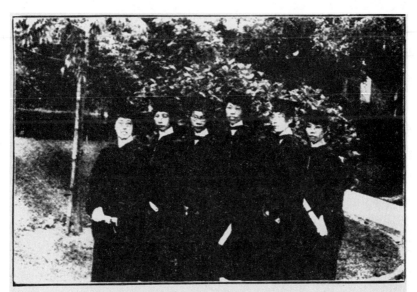

图2-88 孙逸仙博士医学院首届毕业生

六、国立中山大学医学院

国立中山大学医学院的前身是广东公立医科大学,广东公立医科大学由广东公医医学专门学校改名而成,广东公医医学专门学校原为广东公医学堂。

(一)建校缘起与沿革

1909年春,由于当时美国教会开办的博济医学堂的学生反对学堂不合理的措施,举行罢课。学堂的美籍负责人关约翰施以高压手段,开除学生冯膺汉、徐甘澍、方有遵等人。学生坚持不复课,他就将学堂停办。未毕业的在校学生面临失学,便组织起来,吁请广州绅商和各界人士相助,清末广东知名人士潘佩如、钟宰荃、李煜堂、黄砥江、李树芬、赵秀石等四十余人,捐募资金,创办医校。

"1909年2月15日,钟宰荃、区达坡、汪端甫、高少琴、廖竹笙、许序东、李璧瑜、陈宜禧、廖继培、刘儒廪、赵秀石、郑楚秀、卢森、李煜堂、易兰池、李若龙、余少常、伍耀廷、区祝韶、苏星渠、黄砥江、梁恪宸、高乐全、李子农、李超凡、李星卫、李子俊、岑伯著、潘佩如、李煦云、钟惺可、黄弼周、李梓峰、黄衍堂、彭少铿、叶颖楚、杨力磋、李惠东、杨梅宾、易尹堂、陈濂伯、关宾国、陈业棠、李庆春、刘英杰、徐甘澍、莫大一、高约翰等校董,于广州西关租借十三甫北约民居创办广东公医学堂。公医学堂的发起人为美国医学博士达保罗,他当时担任博济医院院长。他的学问、道德及办事成绩,久为中外人士所推重,而与吾国人士感情尤厚。常谓吾粤为开通省份。那时西医校院,大都为教会西人建设。而华人公立、私立之西医校院尚付阙如。他亟耸同人集资创办,以为之倡,以补政府之不逮,并愿舍弃权利。将个人私立原有之医院停办,投身华人校院,代为策划进行;务底于成,至一切主权,仍归之华董事局,达君始终但居于聘席地位,事事竭尽心力,担任义务,顾全大体,界限分明,成绩昭著,公医院以是日臻发达。更复减薪资,助巨款,广募中西义捐。同人等感动于达君之苦心孤诣，发起推广，募助巨款。1909年冬，公医学堂租借长堤自理会铺地以作为医校，购买紧邻天海楼以建医院。有课教室3间，可容学生百余人。还有理化学实习室、组织学病理学微生物学实习室。由于地方狭小无寄宿舍，于是分租附近各街，第一斋舍设仁济大街、第二斋舍设仁济横街、第三斋舍设潮音街。距离虽属不遥远，但觉管理不够方便。"

"1912年6月，广东公医学堂呈请政府拨给百子等岗之地。百子等岗之地之取得以在百子岗实施诊所为导线，先是同人设施诊所于东川马路之三巩门，赠医施药，以便东关之就近到诊者，同人觅地于此，乃发现百子等岗之地址，遂于呈请政府拨给，政府核准拨给蟾蜍、百子等岗。同人遂于1913年2月先用铁枝、铁丝将全岗圈围，以定界线，接着登报广告及派传单着各坟主领费迁坟，限至9月止如逾限不迁，则由本校院代迁等语，计补费自迁者几及3000穴，由本校院代迁者5000余穴，用款20000余元得公地64亩。此外，还购买毗连之土地。此后，新校址用地因社会形势变化经历了得、失、复得的经过。1916年11月25日，举行新校院建设奠基仪式。1918年，百子岗新校院之落成，面积约100亩。新校院分上下两岗，上岗高于下岗，下岗高于东川马路40余尺，距离长堤本院约6里，大东门约半里。上岗建校舍，下岗建医院。两岗之中，设花园及绒球场。学校之后，设足球排球等场。两岗均已开辟大路，旁植乔木。校舍能容学生300人，医院能容病者400人。竣工建筑4座：

（1）学校1大座，楼高2层（原中山医科大学图书馆），用地9600丁方尺。内有合式之实习室6间，每间附设教员预备室、教室2间、礼堂1座、能容500余人；并设事务室4间、图书室1间、售书室1间、教员会议室1间、储藏室1间，工人住室1间、浴房厕所均备。

（2）解剖室1座，楼高2层，用地1250丁方尺，离学校约400尺，能容学生实习80人，下层暂以为洗衣之用。

（3）留医院1大座（原中山医科大学办公大楼），楼高3层。前进另土库一层，用地 15500 丁方尺，房室 98 间，小房 12 间，系为看护住室及膳室、厨房之用。计开头等留医舍 34 间，并普通留医舍，能容病床 86 张，作临床讲义，为学生实习之用。特别手术室 1 间、普通手术室 1 间，能容学生 80 人。附设盥洗消毒器械、施麻蒙药裹扎各室，检验室 1 间、事务室 1 间、招待室 1 间。药物室在第 1 层之中央，储藏室又光镜室，在第 2 层之中央，东西医舍之边，每层另室存储医舍日用必需之物。院内冷热水喉均备，凡病人入院，均由土库。先行沐浴更衣，乃入医舍。

（4）赠医院 1 座，楼高 2 层，用地 1820 丁方尺，建在东川马路之旁，离留医院约 300 尺。内分设内科、外科、妇科、眼耳鼻咽喉科等诊室。及手术、药物、电疗、候诊、阅书各室、浴室厕所均备。4 座建筑，所钉楼板楼梯及天花板，均用三合上填成。以上建筑及家具合计费用共需银 18 万余元。"

广东公医学堂学制四年，一、二学年学习拉丁语及医学知识，三、四学年学习医学课程，从一年级到四年级，都安排有实习。每学年分为三学期，1 月 1 日—3 月 31 日为一学期、4 月 1 日—7 月 31 日为一学期、8 月 1 日—12 月 31 日为一学期。1909 年监督（相当于校长）为潘佩如、教务长为达保罗（美国人），教员 9 人；1911 年教务长改为雷休；1913 年，潘佩如改称校长。1912—1917 年在广州河南鳌洲分设女医校院。1917 年，学制改为五年。医校被称为广东公医学堂后，称广东公医医学专门学校渐多。医校于 1924 年 8 月，改称广东公立医科大学，学制改为六年。

国立广东大学成立后，1925 年 7 月，广东公立医科大学并入国立广东大学。当时，广东公立医科大学"经费益增，捐款无着，"拖欠教职员工资半年有余，负债十余万元，学校几乎破产，继而发生密卖教育权之事，该校学生全体群起反对。1925 年 6 月 27 日晚，校学生会执委会召开会议决定："（一）将公医归并广大。（二）组织公医归并广大运动委员会（即席举出何仿等 14 人为委员）。（三）自议决日起全体一致不承认李树芬为校长、陆镜辉为学监，于风潮未解决以前，学校一切报告及文件概无效力"。6月28日上午11时，学生会执委会在全体学生大会上提出上项决议案，结果全场通过。学生遂整队向国民党中央和国立广东大学校长请愿，受到中央党部陈公博、帅府代表李文范和国立广东大学校长邹鲁的接见，均"表示实行由广大接收该校"。至"该日下午4时胡代帅即批令国立广大校长即日派员接收，并声明不准将学校卖与外人"。1925年7月，校长邹鲁派徐甘澍医生前往接收公医，广东公立医科大学并入国立广东大学。1926年，广东大学改名为中山大学，广东大学医科改名为中山大学医学院。

国立中山大学医（科）学院负责人：褚民谊（兼）1925年—1926年9月；温泰华1926年9月；许陈琦1926年10月—1927年夏；陈元喜1927年夏—1928年2月；古底克1928年2月—1933年7月；马丁1933年7月—1934年7月；刘璟1934年7月—1935年1月；左维明1935年1月—1935年4月；刘祖霞1935年4月—1937年6月；梁伯强1937年7月—1938年1月；张梦石1938年1月—1940年3月；李雨生1940年3月—1945年4月；罗潜1945年4月—1945年12月；黄榕增1945年12月—1948年3月；梁伯强1948年3月—1949年7月；刘璟1949年7月—1949年10月；刘璟1949年10月—1951年1月；柯麟1951年2月—1952年全国院系调整。

国立中山大学医（科）学院内部机构：1926年4月30日，医科办事处（医科教授会）下设解剖学、生理学、病理学、外科学、内科学、附设第一医院、附设第二医院、附设护士学校。1927年，医科教授会下设第一医院及护士学校、第二医院、细菌学研究所、生理学研究所、病理学研究所、解剖学研究所、药物学研究所。1932年，医学院院务会议下设第一医院、第二医院、护士学校、助产学校、细菌学研究所、生理学研究所、病理学研究所、解剖学研究所、药物学研究所。

（二）教学

此校医科教育，初期传承了广东医科大学的美式特色；1927年以后直到 1952 年全国院系调整，医学教育仿照德国模式。

1. 师资与办学特色

1909 年，广东公医创校时，只有苏道明、达保罗、陈则参、高若汉、徐甘澍、莫天一、刘英杰、黄绶诏、钟子晋等 9 名教员。1913 年教员 25 人；1916 年教员 21 人，其中有达保罗、何辅民、嘉惠霖、麻义士、黎雅阁、何钟慕洁等美籍教员 6 人。国立广东大学医科较广东医科大学变化不大，1926 年张静江先生以为"现在世界上医学最进步最发达的就是德国"，"主张全学德国。"1926 年 4 月，同济大学学生转入本校医科，要求增聘德国教授，下学期将医科医院仿照德国学制。国民政府同意国立中山大学医科增聘德国教授医生。这样，医学的"教师都是请德国的，学制仿德国的，各种制度设备、课程的编订和外国语，都是以德国的制度作标准"。医科"从委员会就职时起，始着手于建设"，当时几乎只是几座空房子，经过几年的建设，已有相当的成绩，这种成绩固然不敢说比任何大学的医科办得好，但是实实在在本国人和外国人都认为"本校医科是中国人所办医科中最有成绩最有希望的。"医科在 1927 年聘来 7 位德国学者，即生理学教授巴斯勒博士、病理学教授道尔曼斯博士、内科教授兼医生柏尔诺阿博士、妇科教授兼医生伏洛牟特博士、解剖学教授安得莱荪博士、细菌学教授古底克博士和外科教授乌里士博士，医科用德语讲课，采用德国教材，医院设备多从德国购买，附属医院查病房用德语，写病历、开处方用德文，整个中山大学医科几乎是德国化的。医学科教授 12 人，讲师 4 人；学校从助教中挑选成绩优异的派往外国，尤以德国留学，学成回校工作。本国教授多数是留德的博士。医科早期的建设，为其后来的发展打下很好的基础。德国教授陆续离校后，在从其他大学或派到国外留学聘来的中国教授梁伯强、李挺等的努力下，他们联系华南地区的常见病及华南地区各民族的生理病理特点，做了大量教学研究与科学研究工作，做出了显著的成绩。尤其是梁伯强教授，长期在医学院从事教学和科学研究，成为全国著名的病理学家和医学教育家。在他们的共同努力下，培养了一大批医学专家，如杨简、王典羲、叶少芙、罗潜、张梦石、姚碧澄、朱师晦、罗耀明、曾宪文、李士梅等教授，成为后来华南医学界的教学和科学研究骨干。其中姚碧澄教授是在本校农学院毕业后，留学时改学医科的。杨简后来成为我国著名的病理及实验肿瘤学专家。1935 年，医学院院长：刘祖霞，学院有教授 16 人：桂毓泰、柏尔诺阿、安得来苏、梁伯强、马丁、梁仲谋、李挺、傅韦尔、叶少芙、姚碧澄、刘祖霞、庄兆祥、曾志民、崔元恺，副教授 1 人：朱裕璧，讲师 2 人：施来福、陈伊利沙伯，在德国教授辞职回国其工作渐次由本国教授接任。1937 年度，医学院院长梁伯强，代理院长张梦石，共有教授 16 人、副教授及讲师各 1 人。据 1950 年 2 月学校行政档案记载，共有医学院教员 53 人，其中，教授 24 人（兼任 5 人）、副教授 5 人、讲师 5 人、助教 24 人。刘璟院长兼任寄生虫学教授及附设医院主任，梁伯强为病理学教授兼病理学研究所主任（曾任医学院院长、教育部医学教育委员会委员），梁仲谋为生理学教授兼生理学研究所主任，何凯宣为组织学教授兼解剖学研究所主任（曾任军医学校教官；广西医学院教授兼科主任），李挺为卫生学教授兼卫生学研究所主任，罗潜为药物学教授兼药物学研究所主任（曾任医学院院长），叶少芙为内科教授兼附设医院内科主任（曾任附设医院院长及护士学校主任），邝公道为外科学教授兼附设医院外科代主任（曾任德国柏林大学外科助教、柏林东北钢铁一厂联合医院主治医师及代院长；广州陆军总医院外科代主任），叶锡荣为妇产科教授兼附设医院妇产科主任，梁烺皓小儿科教授兼附设医院小儿科主任（曾任光华医学院教授兼医院院长、小儿科主任、广西省立柳州医院院长），黄明一为皮肤花柳科教授兼附设医院皮肤花柳科主任（曾任德国柏林大学助教、皮肤花柳科专门医师），沈毅为眼科学教授兼附设医院眼科主任（曾任广西省立医学院教授、福建省立医学院教授、广东省立第一医学院眼科主任），朱志和为耳鼻喉科教授兼附设医院耳鼻喉科主任（国立中正医学院教授、中国红十字会医疗队长），陈安良为公共卫生学法医学教授（曾任光华医学院教授、岭南大学医院教授、广州方便医院院长兼公共卫生科主任），杨简为病理学教授，曾宪文为内科教授，吴道钧为内科教授（曾任军医学校广州分校教官、内科主任），郑惠国（曾任国立河海大学教授、国立西北大学教授），曾立胜为小儿科教授（曾任瑞士苏黎世大学小儿科专科医师）。

2. 教学条件

医科学院本部建筑物有3大座：学院本部，解剖座，宿舍。另有小建筑物6座：教员休息室1座，教授住室4室（已改为附属医院各科主任住室），洗衣房1座。学院本部有8间课室，1间实验室，1个容纳500多座位的礼堂。学院通道两旁有院长室、教务室、文书室、庶务室、会客室、图书馆。解剖室设备供解剖科专用，"自有解剖科，社会人士观念为之一变，而本校之名誉为之大著"。学生宿舍4层楼，寝室共50余间，每室住4人，电灯、卫生设备俱全。另设医院两个。第一医院原为公医新院，在医科学院本部东侧。内设药物室、内科诊室、外科诊室、外科产科手术室、妇科诊室、眼耳鼻喉科诊室及各种留医病室。第二医院原为公医旧院，位于西堤。内设各种诊室及手术室。医科图书"未至充溢，殊不足以飨读者之欲望"。

医学院的教学资源分布于附属医院及各研究所。解剖学研究所成立于1928年10月，是作为一、二年级学生前期基础医学主要科目解剖学课程的教学基地。除所主任外，配有1名助教，协助教授上课及作解剖研究工作并指导学生，另配1名技术员，制组织标本模型及处置尸体及专绘彩图，以供教授、助教上课作指示用，并帮助制作显微组织片。该所设备有大课堂及显微镜实习室1间，作授课及显微镜实习用。有殓房1所，地下浸尸池6个。另有注射室1间，以保存尸体；尸体储藏室1间，尸骨浸渍室1间。课堂南侧另开挂图室（内有大彩色图460余幅）和标本模型供览处，作上课及课后指示说明用。解剖室在解剖研究所东侧，为2层楼房，内有解剖台12张，8张置全尸，4张专置尸体局部。在解剖室楼下设标本陈列室1间，内有大量骨骼标本、各种脏器标本及模型，又从德国寄来模型及脏器标本16箱。在医学院大礼堂东座楼上，有研究及制造室1所，内有教授及助教室各1间，研究室内自备制显微镜组织片机件，制有组织标本4000余件，另有绘图台，显微镜25架。

生理学研究所于1927年聘任巴斯勒教授来校任教时成立，在其任内7年间，所有仪器设备，大都偏重肌肉生理方面。1934年春，巴斯勒教授回国，由梁仲谋教授接主任职，"梁氏求适合国情起见，改注重于物质代谢生理、消化生理、感觉生理之检验工作。"

病理学研究所所供研究用的标本材料十分充足，每年由各方医院送来检验病理组织材料的四五百例（不收费），向各方征集典型的人体肉眼病理标本达数千种，间有德国各大学寄赠的，浸于药液中，保存天然颜色。此种标本以脏器系统分12类，以病症顺序分先后，陈列整齐，分装33大橱，分置于4个陈列室，均加中德文标记。该所经过努力，得英国庚子赔款委员会补助，添购各种重要仪器百余种。又经争取，新建研究所1座、动物饲养棚1座。新所为2层楼房，楼下东边为课室、实习室，课室可容学生百人左右，实习室可同时供50名学生实习。中间为培养基室、消毒室、办公室、更衣室、疫苗室、包装室、破伤风毒素室、冷藏室、毒室、制造室、孵卵室及血渍凝缩室等。西边为陈列室、血清过滤室、采血消毒室、全身采血室等。2楼东边为寄生虫学部，有大小研究室四五间，中部为细菌学部、血清学部，共有大小实验室10余间，职员住室5间，集会室1间。西边为图书室、绘图室各1间，卫生学部的研究室三四间，储藏室1间。

药物学研究所。1929年2月，聘德国推平根大学教授范尔鲍来校任药物学教授，同年8月建新药物教室，并成立药物学研究所，以范尔鲍教授为主任。1936年2月，范尔鲍教授辞职返国，由德国教授保路美继任。所内有助教林兆瑛、技助邹贵仁。该所有特建房舍1座，内设化学实验室两间，课室、主任室、助教室、陈列室、平秤室、仪器室、化学药品及玻璃贮藏室、图书室各1间。另有兽棚，畜养实验用的兽类。其他仪器，有蒸馏机、自由旋转离心力机、化学分析天秤、检验混合药粉用之矿石电分析灯、检验血压机、人工呼吸机、写弧线机及心脏分离机等各种设备。

1927年夏聘德国教授古底克任医科教授后，成立细菌学研究所。古底克于1933年7月离职返国后，由派往德国留学取得博士学位的助教李挺回国接任该所主任职。1934年春天，李挺回国被聘为教授。该所有助教黎希干医师和张锡奎医师，技助李淡生、周如瑾，技术员石镜瑾、魏颐元、叶景森，及工役3名。该所有实验室、主任室、洗涤室各1间，课室与各科共有，动物饲养室置于医学院地下室，学生实习则借用病理研究所的实习室。

3. 附属医院的医疗及临床教学

医学院的医疗与临床教学及实习水平，是一所医学院校办学水平的重大标志。附属第一医院，初名为广东新公医院，建造于1916年，占地64亩，位于广州市东郊百子岗，院宇宏壮，高3层共有房舍342间，医院在前公医时代所有医务仅分内外两科主任医生，亦仅二三人，迨后逐渐扩充添设家私器具医疗机械等物。至1935年已扩充为7科即内科、外科、儿科、产科妇科、皮肤花柳科、眼科、耳鼻喉科。每科聘主任医生1人，由本校医学院教授兼任，处理该科医务，其下则设助教医生若干人，助理该科医务各科，除诊症室外各设有研究室1所、赠医室1所、病房若干间。有研究室，备各科作学术上之研究与病人之一切检验，为本院医生及医学院学生实习之所。有诊症室，凡特别诊及门诊均在诊症室内由主任医生诊治之。有赠医室，每日下午赠医，来就诊者完全不收诊金，给予贫苦病人便利。本校医学院学生得受各科主任医生或助教医生之监督与指导，在该室实习诊病及进行一切学术上之研究，但不处方。医院病房皆以科别划分，例如内科部则限住内科病人、外科部则限住外科病人，如有患传染病者则另有传染病室。统计全院病房有头等病房10间、二等甲种病房44间、二等乙种病房4间、三等病床位136张，此外设有免费病床10位及免费留产房等，凡贫苦病人及孕妇来院留医者一切费用皆不收取，全院可容纳病人190人。医院为大学附属医院，故一切设施除诊治外间病人外，并应顾及本校医科学生之实际练习，是以医科学生每星期有一定之时间来院实习，作临床上之教授并由各科主任医生加以指导。各科主任皆属大学教授，故治疗成绩较其他医院为优。第一医院附设护士学校及助产士学校。在国民政府的大力扶持下，医院成为既代表广东乃至华南最前列的医疗水平，又是具有当地最高医疗临床教学力量的教学医院，促成中山大学医学院的医学教育水平居于全国高校前列。这种发展也体现在医院向德国模式靠拢。

1925年广东公立医科大学医学院及附属一院并入国立广东大学后，进入一个快速发展时期。1926年广东大学更名为中山大学后，广东大学医学院相应更名为中山大学医学院，更迎来全面快速发展时期。在1926年到1938年的十二年间，附属一院从普通的医院脱颖而出，成为当时中国医疗水平最高的西式医院之一。1927年起，医学院开始聘请德国教授任教并兼任附属一院的各科主任，甚至护士也聘请过德国人担任，使医学院及附属医院留下了深深的德国烙印。戴传贤和朱家骅任中山大学正、副校长时，医院大力提倡学习当时处于世界医学先进水平的德国医学及其医学教育制度，设备也多从德国购买，附属医院用德语查房，用德文写病例、开处方。

1928年春开始，德国人柏尔诺阿教授及以后的接任人，竭力做好医学院及医院的发展规划，锐意革新。这得到当时国立中山大学戴传贤校长赞助。1928年起，附属一院在柏尔诺阿任院长后，增加设备，设备日臻完美，各位同事热心合作，各项院务的发展蒸蒸日上，医治的病人数量与医院收入，都比以前骤增数倍。医院此时实行分科诊治病人制度，初时分5科：内科儿科、外科、产科妇科、皮肤花柳科、眼科耳鼻喉科。此时医院每科聘主任医生1人，处理该科医务。下设一等助教1人，助教医师1～2人，协助主任医生诊治病人及一切学术上的研究。其下设医生若干人，以病人的多寡而定。各科除诊症室外，皆设有研究室1所，赠医室1所，病房若干间。后分内科、儿科、外科、妇产科、皮肤花柳科、眼耳鼻喉科6科。各科聘主任医生1人，助教医生2～3人。凡病人来院就诊，都由各科主任诊治。

研究室供各科作学术上的研究，以及病人的一切检验，同时承担本院医生及医科学生实习之用。诊症室作为特别门诊之用，病人由主任医生在诊症室诊治。赠医室的用途在于，医院每日赠医一个半小时，来就诊者，完全不收诊金，给予贫苦病人以便利。本校的医科学生必须在各科主任医生或者助教医生的监督与指导下，在该科室实习诊病，以及进行学术研究。

此时医院的病房，都以各科别划分。例如内科部限住内科病人，外科部则住外科病人，以此类推。全院病房，计有头等病房8间，二等病房53间，三等病房16间（分男病室九间、女病室7间、4人一间者11间、10余人一间者5间）。头等病房每日收费6元至8元，二等病房每日收费1元5角至3元，三等病房每日收费3角至5角。此外设有免费病床10位，及免费留产房等。凡贫苦病人，及孕妇来院留医生育者，一切费用皆不收取。

全院可容纳病人150余人。每日来院门诊，约50～60人。赠医者约100余人。当时拟建筑分科病院，就是每科一栋独立的病院，预计完成时可容留病者700～800人。但是因为经费的原因，最后并未完全实现。

医院的一切事务，都由院主任主持，在主任之下，设总务员1人，管理全院事务。并设会计、庶务、书记各1人，药房设药剂师1人，管理药房事物，并设助手1人，练习生若干人。护士则由护士长督率，在护士长之下，有高级护士，再其下有学习护士若干人。

医院建立或健全起有鲜德式医疗风格的各项规章制度。如1928年10月，制订《第一医院办事细则（续）》规定，护士长负责分派各护士的值日值夜工作，并对夜间服务情形随时进行监察。病房间护士的调动，护士长需预先向相关科主任报告。凡护士对医院院章及护士服务条例，有不遵守或不听告诫的，由护士长报告医院正副主任进行处罚。凡护士请假、任用或辞退，都需由护士长通知总务员。护士长还要"注意全院病人之待遇及看护，俾得良好舒适，至于病房与诊察室及治疗室之清洁与秩序，亦宜随时留心"。此外，本院病人的衣服食料与饮料等，都由护士长照章发给。各科与各病房的医学器具及材料等，护士长有监督用途及保管之责，添置的仪器与药物材料，如注射器、棉花、纱布等，都由护士长先登记保管，再一一发出。全院护士由护士长督率，其服务时间与工作情形，详载于护士学校章程与服务条例。

医院的设备，除接收公医时代的房屋和少量家具外，医具及最新式的治疗器具很多已残缺。至1927年起，才开始逐渐添置，初趋完备。主要包括：

X光室，于1928年夏建成，计有最新式X光镜1具，冲晒相片，及皮肤治疗各仪器均全。

电疗室，有电疗机2具，附件俱全。

消毒室，有德国最新式蒸汽消毒炉1座，专为病人衣被消毒之用。

人工日光室，有Bach及Sulox日光灯各1具，及电浴箱1具，附件若干。

割症室，在公医时，原有割症室，但器具设备多缺失。改组为中山大学医学院后，开始重新添置，因为病人人数增加，不敷使用，就另开无菌割症室1间，及小割症室1间，共有仪器用具700至800件。

割症教室，凡本校医科学生，遇有外科、或妇科、举行割症时，在此听讲及实习。

生产室，前来此留产者甚少，1928年开始逐渐增加，故在这一年新建生产室一大间，并重新购置生产及婴儿用具数百件。凡本院免费留产者，医科五年级学生需在教授指导之下，借以实习。

临床教室，凡医科学生，对于内科，皮肤花柳科之课程，须病人证明者，皆在此室听讲。因此室在医院内，病人易于往来，而且仪器完备，无需搬运。

研究室，为各该科医生研究学术，及医科学生实习之所。有各研究室名称为：内科研究室、外科研究室、产妇科研究室、皮肤花柳科研究室、眼科耳鼻喉科研究室。

在政府的大力扶持下，中山大学医学院的附属一院经过一段时间的发展，到中日战争爆发战火延至广东前，成为一间医疗与临床教学及实习水平在华南地区乃至中国国内一流的教学医院。

4. 课程设置及教学实践

广东公医没有预科；国立中山大学预科为学年制，凡学生修业满两学年，成绩及格者，准予毕业。预科分甲乙两部，在甲部毕业者，直接升入文科或法科。在乙部毕业者，直接升入理科农科或医科。但升入医科者，在预科须以德文为第一外国语。预科乙部医科，及自然科之生物系等预科学生，其必修科目在第1学年，多植物1科。第2年，多动物1科。

广东公医时期学制4年，每学年3学期，一年级每周期授课总时数27～29小时不等，二年级每周期授课总时数34小时，三年级每周期授课总时数30～31小时不等，四年级每周期授课总时数36～38小时不等，每个学年都有实习。国立中山大学医科学院于1926年称医科，1931年秋学校实行学院制时改称医学院。医学院不分系，采用学年制，学制6年，其中修业5年，实习1年。学习科目分前期和后期，前期为基础科目解剖学、生理学、动物学、植物学、物理、化学、德文（工具书），规定在一、二年级内修完，考试及格后才能升上三年级学习。后期科目即临床医学各科目，后期科目在第三至五年级学完。第五学年末举行毕业考试。医学院课程分学理与临床两部分。学理部于1927年至1929年陆续成立了解剖学、生理学、病理学、细菌学、药物学5个研究所，进行教学和科研活动。临床部分内科、外科、儿科、妇产科、眼耳鼻喉科等，设于附属第一、二医院内。学理部的"解剖学为医学院各科之基础学识，故为医学院前期一二年级学生之主要课目，教授上以挂图、幻灯、标本、模型，作讲演之助，另注重尸体解剖及显微镜下之组织实习。平均每星期实习10小时，授课6至8小时，包括人体正常解剖学组织及发生学。此外又于每学年之下学期（即每年之上半年）授局部解剖学，专为二至五年级所设，为临床上之应用解剖学，亦可同时使学生温习医学院前期之系统解剖学。1937年度，学生135人。

病理脏器多数从Muencken大学病理研究所等德国机构寄来。外国人的尸体，没有反映国内特别是广东人的常见病、多发病。为了研究本国、尤其本地人的病理，布置学生到社会上收集尸体。同时，在公安局及方便医院等单位的支持下，解决了尸体的来源问题。于是，病理研究所每年解剖的尸体达数百具，如1935年为74具，1936年216具，到1937年制成了几千个病理标本，建成病理学完整的教学科研基地。该所经多年教学实践，结合华南实际情况，于1937年形成自己的一套教学体系，规定：医学院三年级学生授病理学总论50小时，各论110小时，标本实习160小时，共计320小时。教材特别重视华南常见病。在三年级这一学年中，展览肉眼病理标本1500余例，显微镜病理标本1200例，并附以简图及说明，以帮助学生课余实习。另每周尚有病理尸体解剖数次，利用中午及黄昏休息时间进行，全年约百次左右，三年级学生均参加观察。四年级每周特设一小时讲授内分泌腺、神经系、运动器、生殖器等主要之病症，尤注意标本的指示。并设病理尸体解剖实习（从1935年度起已实行），每一尸体由两名学生合作解剖，一人解剖胸部，一人解剖腹部。每学生须参加病理尸体解剖实习两次，并作记录及显微镜检查，于周日或其他假日进行，由杨简助教指导。五年级学生除暇时参加观察尸体解剖外，每周规定2小时（全年30次）为临床病理实习，用以联系临床经验与病理解剖学识。每次先指定讨论题目，由学生叙述各种重要病症的临床征候，并引用肉眼标本及显微镜标本加以证明，教授仅作指导。

药物学一课的动物实验仅由教授作指导，为使学生对于药性功能有深切的了解，从1937年度起，增设动物实习课程。

赠医室每日下午赠医，不收费为贫苦人治病，学生可到此实习诊病，必须受主任医生或助教医生监督指导，不能开处方；各科均设病房若干间，各安排所属科的病人住，如患传染病者，另有传染病室。医学院学生每周有一定时间到医院实习，并由主任医生作临床指导。

根据《中山大学奖学章程》，医学院王慕祥、杨简、吴坤平、李士梅等13人获免交1年学费的奖励。而获毕业奖的，如1933年7月医学院第七届毕业生石寿馥，1934年7月，医学院第八届毕业生杨简，都获金质奖章一枚的奖励。杨简"总平均分为91.1分，为全班成绩之冠。"

医学院应对抗日战争的课程有：战争外科学、防毒学、毒气病理学、车队卫生学、战时救护学。

医学院在澄江小西城乡关圣宫、三教寺，县城南门外火龙庙，县城南门楼，小里村下寺，城内玉光楼，城西土主庙。医学院1939年度六年级学生，分别由学校派赴昆明陆军医院和红十字会医院进行毕业实习。

1940年，迁到粤北后，医学院设在乐昌县城。为了实习和服务社会的方便，选院址在乐昌县城郊，与县城隔河相望。房屋是改造万寿宫庙而成。医学院不分系，设有五个研究所，即生理学、药物学、病理学、解剖学、细菌学。另在乐昌设一间附属医院。附属医院是新建的，里里外外刷得雪白，显得格外卫生、清静。

医学院仍采用年级制，修业期限五年，实习一年，按规定完成学业，始准毕业。学科仍分前期与后期，前期三年修完，后期两年修完。

前期学科主要包括国文、德文、拉丁文、无机分析、有机化学、物理、数学、生物学、解剖学等。解剖学是医学各科的基本知识，为医学院前期一、二年级的主要科目。授课时辅以挂图、幻灯、标本模型，并注重尸体解剖及显微镜下之组织实习。每星期平均授课6至8小时，实习10小时。

后期学科主要是病理学、药物学、诊断学、细菌免疫学、寄生虫学、外科总论、小儿科、内科、外科、妇产科（临床）、处方学、卫生学、眼耳鼻喉科、临床病理等等。

六年级是医院实习，实习科目有：内科，包括传染病科、精神病及神经病科。外科，包括整形外科、泌尿器科、产妇科、眼耳鼻喉科、小儿科、皮肤花柳科等。

学校附设医室，为方便分散各地师生员工诊病，根据需要安装了电话，便于预约就诊。又由于牙科向来由内科或外科兼理，有时解决不了，须自赴曲江医院治疗，故在校医室设特约牙科医生诊病，聘周左泉医生每星期一下午为师生诊病。因时间不够，后改为星期二、星期日的上下午。又因附属医院院址不敷应用，特在该院门诊部附近择地建留医院一所，并向各方募款，与承商签约动工兴建，于1943年11月12日落成。

医学院尤为注意预防各种流行病。1942年夏天，粤北霍乱流行，仅曲江日死数十人。医学院康乐会有见及此，特请细菌学研究所主任黎希干教授于6月14日向附属医院医务人员和全学院学生讲演《霍乱预防接种及防疫问题》。接着，组织该院学生参加乐昌防疫队工作。校医院同时购进大批伤寒霍乱预防疫针，从5月24日至6月23日，为本校师生员工和乐昌县民众进行霍乱预防免费注射。1944年4月初，医学院院长兼附属医院主任李雨生教授，"以儿童体格强弱，关系民族盛衰"，特举办儿童免费健康检查，于4月2日至4日，每天上午9时至12时，由该院小儿科主任郑迈群教授及讲师、助教多人，为当地儿童检查身体。并于4月16日至18日，免费为当地儿童种痘。

医学院每届毕业生均安排毕业实习。

（三）学术活动

国立中山大学医学院学术活动在国内外产生广泛影响，老师们发表了数量可观的论文、论著。从现有的资料看，第四、五、六次中华医学年会上，国立中山大学医学院代表多次上台宣读论文，南中国博医会就在附属第一医院举行，会上宣读的10篇论文，本校医科就有6篇，占60%。这些事实可以对本校医科学术活动窥见一斑。

1. 研究成果

梁伯强：《动物实验中生活素甲对于脂肪质代谢之影响》（德文）1925年、《稀有之胸腺瘤》1927年、《在中国血型之研究》1928年、《原发性肝癌肿与瓜仁虫症》（与腊黑氏合著）（德文）1928年、《由寄生虫而惹起之鼠类肝脏内瘤》1931年、《上海最近发生之血蛭病》1931年、《无白血球症一例》1931年、《中国人白血球血象之研究》1931年、《中国黄帝内经研究之概要》1933年、《广西瑶山履行报告》1933年、《西南民族（广州人、客家人、潮州人以及其他苗瑶等）之血型研究》（1933年暑期，梁伯强教授曾赴广西瑶山，试验瑶族及附近汉人的血型500例）、《病理解剖上麻风症的概要》1937年、《病理解剖上疟疾的概要》1937年、《病理解剖上痢疾的概要》1937年、《广州中国瓜仁虫疾的病理解剖研究》（与杨简合作）1937年。

杨简：《203例尸体解剖的死亡原因及其与气候的关系》1937年、《广州的气候对死亡原因的影响》1937年、《人鱼畸形的检验》1940年、《在粤北日本住血吸虫之传染》（与梁伯强合作）1943年、《以蟾蜍做迅速早期妊娠诊断法之原理及其操作方法》（与郭鹃合作）。

梁仲谋：《华南人士动脉性血压研究》《中西文字生理学上的比较》《生理学大纲》《生体之化合物》《中国之营养物》《精神病学概要》《新体德文读本》（与梁伯强合作）、《冷血动物呼吸代谢研究》1933年、《冷血动物基础代谢研究》1934年。

罗潜：《结核病之化学疗法》《红血球阳向游子交换速度之研究》1936年、《定氧血色素形之研究》（第10次报告）1938年、《定氧血色素形之研究》（第11次报告）1938年、《药理学》1950年。

何凯宣：《医用组织学》《病理学大要》《军用毒气病之病理与治疗》《肺结核病在人体之过程》《中风性脑出血之原因》《骨瘤》《视网膜神经胶质瘤》《小脑瘤肿与脊髓转移》《桂林地方甲状腺肿之研究》。

王典羲：《尸体解剖的方法和检验程序》1937年、《华南人阑尾炎症之研究》1937年。

李瑛：《阑尾炎症在我国之研究》1943年。

梁次涛：《胎儿软骨营养异常症之检讨》1943年。

王仲乔：《人体解剖内脏学》《脏器面积之研究面积测量第一次报告、面积测量第二次报告、面积测量第三次报告》（与姜同喻合作）、《解剖学实习法》《最新人体解剖学》1946年。

黎希干：《牛痘接种后免痘力之实施观察》（与张菁合作）、《应用抗痘牛血清在天花治疗及预防上之观察》（与张菁合作）、《粤北侨肥血型之检验报告》（与张菁合作）、《粤北瑶山卫生考察报告》（与张菁合作）、《贵阳人及鼠血对于各种变形杆菌之血清反应研究（有关斑疹伤寒问题）》（英译汉文）。

叶少芙：《我国人体新生赤血球之研究》（与李士梅合作）。

梁次涛：《胎儿软骨营养异常症之研究》。

高远：《血管扩张性肉芽肿的检讨》。

钟文珍的研究成果：《南华肝硬化症研究之初步报告》。

王增悦、冯汉辉合译日本药学博士绪万章著《内分泌素化学实验》。

钟盛标的《医用紫外光灯之制造》，获教育部1946—1947年度应用科学类三等奖。

各学院教授结合教学进行学术研究，出版了为数不少的专著、教材和论文。其中4部著作获奖。

2. 学术讲坛

1931年3月27日，南中国博医会就在附属第一医院举行，会上宣读的10篇论文，本校医科就有6篇，占60%。其中有医科陈翼平教授的《左肺气管内异物采出术及其诊断》《最近欧洲医学之进步及其研究之机会》；第一医院院长翁之龙教授的《戴利氏病（Dermatose de Darier）增殖性毛囊角化症》《红斑性狼疮之X光疗法》；医科巴斯勒教授的《人体重心之测定法》；医科主任古底克的《南非洲昏睡症及其疗法》。

教育部于1935年春，委托中大病理学研究所代办培养全国病理学人员师资进修班。

卫生署尤其注意发挥梁伯强教授在医学方面的作用，1936年12月，聘梁伯强教授为全国医师甄别考试委员会委员（该委员会由国内著名医学家9人组成）。1937年1月，又聘梁伯强教授为热带病讲习班特别讲座。1937年2月13日，在南京卫生署热带病学医师训练班上梁伯强作了《病理解剖上麻风症的概要》《病理解剖上疟疾的概要》《病理解剖上痢疾的概要》等三个演讲。

1937年4月1日至8日，在上海举行中华医学会第四届全国大会，中大医学院病理学研究所派助教杨简前往参加，杨简先后3次上台作学术讲演，其内容是："（1）梁伯强、杨简作《广州中国瓜仁虫疾的病理解剖研究》。（2）杨简作《广州的气候对死亡原因的影响》。（3）王典羲作《尸体解剖方面阑尾炎的研究》。"

1940年4月，在昆明第五届中华医学会全国大会上，杨简演讲《人鱼畸形的检验》。

1943年5月，在重庆中华医学会第六届年会本校医科宣读的三篇文章是：杨简、梁伯强作《在粤北日本住血吸虫之传染》、李瑛作《阑尾炎症在我国之研究》、梁次涛作《胎儿软骨营养异常症之检讨》。国立编译馆同时开会审查医学名词，梁伯强教授以往曾多次应邀出席，又是编译馆委员，当然前往参加。

何凯宣在广西医学院作了《视网膜神经胶质瘤》《小脑瘤肿与脊髓转移》《桂林地方甲状腺肿之研究》三个演讲。

3. 学术活动

附属医院办理多年，在同行中有很大影响。尤其附属第一医院，受到国内外医学界的重视。1931年3月27日，南中国博医会就在附属第一医院举行，会上宣读的10篇论文，本校医科就有6篇，占60%。第一医院还常受到来院参观者称赞，如1931年4月3日，云南东陆大学考察团一行10人，到该院参观时赞不绝口，说"由昆明出发所至各地参观，以此次为最有意义"。同年4月4日，香港大学医内科教授张惠霖偕医生多人到第一医院参观，"对该院内科检验室之设备，极为赞许"。同年6月24日，德国医学博士希士菲教授参观该院，"所至各部，均极满意，叹为中国不可多得之医院"。

梁伯强教授在病理学方面所取得的成就，受到有关部门的关注和重视，多次被委以重任。教育部于1935年春，委托中大病理学研究所代办培养全国病理学人员师资进修班。1934年成立的中国病理学微生物学会，于1935年11月在国立中山大学医学院病理学研究所举行第二届年会时，公推梁伯强教授为大会主席，主持年会工作，并被选为下一届两名执行委员之一。

医学院于1947年2月至1948年4月派黎希干教授赴美，到哈佛大学细菌免疫学系研究细菌学，并考察公共卫生事业。同年3月，派杨简教授赴美宾省大学进修病理学，后得多诺基金会奖学金，继续研究病理学专题。11月派李挺教授赴加拿大多伦多大学卫生学研究所参观，并赴美国考察医学。1948年6月，医学院内科李士梅副教授赴南京出席"美国医药助华会之血液学研究会"，顺道参观考察了南京、上海等地的医学院。医学院院长兼病理学研究所主任梁伯强教授，应美国医药助华会邀请，于1949年1月至7月前往考察医学教育。同时还应美国约翰霍金氏大学病理学主任力克徐氏邀请，到该校考察病理学的最新发展，同时遍游各地，参观檀香山岛美国军医院及菲律宾大学医学院，所到之处，受到有关学者欢迎。

4. 公共卫生

1934年春天，李挺回国，被聘为教授，10月间，赴南京参加远东热带病卫生大会后，顺便往南京、上海一带考察卫生建设事业，并与各方接洽补助建筑该研究所事宜。

医学院卫生学部研究室三四间，储藏室一间。此外，在附近乡村设卫生事务所，供学生实习公共卫生，并为农民治病，并于每周为农民举办一次卫生常识展览及通俗讲解卫生常识等。

医学院尤注意预防各种流行病。1942年夏天，粤北霍乱流行，仅曲江日死数十人。医学院康乐会有见及此，特请细菌学研究所主任黎希干教授于6月14日向附属医院医务人员和全学院学生讲演《霍乱预防接种及防疫问题》。接着，组织该院学生参加乐昌防疫队工作。校医院同时购进大批伤寒霍乱预防疫针，从5月24日至6月23日，为本校师生员工和乐昌县民众进行霍乱预防免费注射。1944年4月初，医学院院长兼附属医院主任李雨生教授，"以儿童体格强弱，关系民族盛衰"，特举办儿童免费健康检查，于4月2日至4日，每天上午9时至12时，由该院小儿科主任郑迈群教授及讲师、助教多人，为当地儿童检查身体。并于4月16日至18日，免费为当地儿童种痘。

（四）国立中山大学医学教育制度

广东公医及国立中山大学各时期都曾经对医学教育建章立制，建立以教学目标责任制为内容和形式的教学管理制度。这对提高教学质量，加强监控力度，发挥舆论导向和完善奖惩机制起到了很大的促进作用。现选取《国立中山大学法规集》等教育法规，对医科教育制度予以说明。

1. 考试制度

（1）初级考试。

医科举行初级考试时，必须组织考试委员会，以各教授为各该主教科目之考试委员外，由医科主任，函请校长指聘别科教授为考试委员，以医科正副主任为主席。考试委员会负责监督考试进行，核定考试成绩分数，考试时出席旁听，派定记录。在本校医科修学满4学期者，或在本校认为有同等程度之大学医科，或医学专门学校听讲2学期后，转至本校医科继续修学2学期者，具有应考资格。同时交验解剖学听讲成绩证（4学期）、生理学听讲成绩证（4学期）、化学物理学动物学植物学听讲证书（各2学期）、生理学实习证书1份、解剖学实习证书2份、组织学实习证书1份、化学实习证书1份、德文修业及格证书（德文考试，须在未入医科之前举行之，但经本医科之认可，得移至第2学期终结时举行之。由别处大学医科，或医科专门学校转入本校医科之学生，其德文考试，得于初级考试之前举行之，此项德文考试，如不及格，不得入医科初级考试）。各项证书，经本校审查，认为完备时，由本校发给允考证。学生接到该项允考证后，须到医科考试委员会呈报，由委员会通知考期。解剖学、生理学为考试主要科目；物理学、化学学、动物学、植物学为考试辅助科目。考试时，主要科目每科以1日考完之，辅助科目，4科得并为1日考完。医科初级试，应于每学年终了时举行之，但必要时，可变更考试时间。医科初级考试，采用口试制，经考试委员会主席许可，可改为笔试。考试时间，口试不得过半小时，笔试不得过2小时。考试成绩之判定及计算，甲90分以上、乙75至89分、丙60至74分、丁40至59分、戊40分以下。每次考试成绩，由各该考试委员，填入甲种表格后，送交考试委员会主席。考试委员会主席将上项表格内所填之成绩，汇制总表两份，一存医科，一函送校长审阅后，转存注册部。总成绩分数的计算，解剖学、生理学之分数，各以3倍之。化学、物理学、动物学、植物学之分数，各以1倍之。以该项倍数相加，复以10除之，即为总成绩分数。医科初试各科目之成绩分数，均在丙等以上，则为初试及格。凡主要科目，有一种以上成绩列入丁等者，须于3个月后补考全部科目。列入戊等者，须重修全部科目。凡辅助科门成绩有一种以上列入丁等者，则各该项科目，须于3个月后补考。该项科目列入戊等者，须于一年后补考。凡全部科目成绩均列入丁等，或主要科目成绩均列入戊等，而辅助科目成绩复有两种以上列入丁等者，应取消学籍，不得补考。补考最早期间，须在3个月以后举行之。但须补考之科目为两门，其中一门系主要科目时，则其补考，须在6个月以后。补考以一次为限。凡初级考试，未能全部及格之学生，如其解剖学、生理学、化学之成绩分数，均在丙等以上者，则其继续在医科听讲之学期，得入学年算。凡已经允准受医科初级考试之学生，自呈报日期起，逾6个月未能将各科目全部考试及格时，则其最后听讲之一学期，不得入学年计算。

（2）学年考试。

在第一、第三及第四学年终结时举行。学年考试目的，在使学生对于学科加较深之注意，并得及时发现其知识欠缺之点而补修之，且为初级及毕业考试之基础。学年考试之成绩优劣，与初级考试及毕业考试之成绩，毫不相涉。各科目教授讲师，为各该科目之考试委员。凡在该学年内所授科目，均须考试。该学年之学生，除旁听生外，须一律与考，考期由医科主任临时公布。每种科目，至少出题三条，在教员监视之下笔试。经医科主任许可，在相当的科目中，作假期论文，以待学年考试。在第一、第三及第四学年终结时举行之考试办法，其题目可自由择定。在教员监视之下笔试，每学年之全体学生同时举行之，其每科目考试时间，不得过两小时。考试成绩之评定，照医科初级及医科毕业考试规则办理之。各考试委员，将考试成绩评定后，由医科主任汇抄制成表格两份，一送大学注册部，一存医科。不及格之科目须补考，其考试日期，由医科主任定之。凡应补考学生，不来补考，或补考仍不能及格时，由医科呈准校长将其留级。如所考科目，过半数为不及格时，则直接由医科将其留级。

(3) 毕业考试。

医科举行毕业考试时，要组织考试委员会，以各科目主任教授，及校长所指派之副教授，为各该科目之考试委员，以医科正副主任为主席。考试委员会负责监督考试进行，核定考试成绩分数，考试时出席旁听。经本科初级考试及格之学生，在高级班修满6学期者在本校认为有同等程度之大学医科，或医学专门学校，修业3年以上，继续在本校医科修业满2年者，分10种情况交验各项证书：

1）普通的交验医科初级考试及格证书、德文考试及格证书；

2）病理学的交验病理学概论听讲证（一学期）、病理学各论听讲证（两学期）、病理组织学实习证、病理尸体解剖实习证；

3）卫生的交验细菌学及寄生物学听讲证（两学期）、卫生学听讲证（两学期）、细菌学实习证、种痘实习证；

4）药物的交验药物听讲证（两学期）；

5）内科的交验临床学初步听讲证（一学期）、内科（四学期内二学期为实习）、小儿科（一学期）、内科临症（一学期实习）、内科诊察法；

6）外科的交验部位解剖学、割症实习、外科学（两学期内一学期系实习）、外科临症（一学期实习）；

7）产妇科的交验妇科产科学（两学期）、生产模型实习、生产见习两次；

8）眼耳鼻科的交验眼科（两学期）、耳鼻咽喉科（两学期）；

9）皮肤花柳科的交验皮肤花柳科听讲证（两学期）；

10）精神病的交验精神病科听讲证（两学期）。

学生毕业考试时，当由学生向大学直接请求。前面所规定之各种凭证，均须在此时交齐。此项请求，至迟须在修业完毕后1年内举行。请求时所交验各种修业证书，如经本校认为完备时，当由本校发给准考证，准其考试。应考学生，接到允考证后，向医科考试委员会主席处，报请考试。医科毕业考试，每年于10月1日起，至11月30日止，及3月1日至4月30日，分两期举行。考试日期，由考试委员会指定后，由主席于开考前8日，在医科公布之。有补考机会，则得提早举行之，报考者在考试日期缺席两次以上，而无充分理由者，须于下届考试时重行考试全部科目。补考考试科目：病理概论及病理解剖各论、细菌学、寄生物学及卫生学、药物学、内科学（包括热带病，及小儿科在内）、外科学概论及各论（包括部位解剖学、绷带学、折骨及脱臼学、割症实习在内）、妇科产科、皮肤及花柳病科、眼耳鼻咽喉科、精神病科，以上各项科目，由各考试委员分任考试。考试分重要相等之理论考试，及实验考试两部分，如无特别规定，每种各以1日考完。考试以口试行之，但必要时，得参用笔试。

考试时间，如无特别规定，则于理论口试，每人不得超过半小时，笔试不得过两小时，实验考试，每人不得过半小时。受考人数，每次笔试，同时不得超过12人，口试不得过4人。各科目考试的特别规定，病理学及病理解剖学之实验考试由考试委员，陈列人体标本，及显微镜标本各四份，由受考人下一诊断，并述明其理由。作尸体剖验之实习时，受考人当用习用之剖验法，实施剖验，指出其病的变态所在，并说明其由来。受考人将所陈列之人体标本，及显微镜标本，能指出每种之两份，或两份以上之病理所在者，则此种实验考试，认为及格。细菌学、寄生物学及卫生学之实验考试作一习用之病原细菌显微镜检查法，制一显微镜标本，判断其为何种细菌，并说明其判断之根据。叙述重要病原细菌若干种，并说明其媒介物，将陈列之显微镜标本3种，当判断其为何种细菌，并说明其判断之所根据。如所设问题，至少有两种能正确答复者，此种实验考试，认为合格。药物实验考试由考试委员设处方问题6个，由受考人书出之。内科（包括热带病，及小儿科在内）考试，当连考4日，如无特别情形，不得间断。受考人当在最初三两日内，由考试委员，指派一内科病人，由其诊察，并将诊察所得，填入病历，病历内须将病前历诊察结果、诊断病状、经过预后及治疗法，一一填明，并在终结作一鉴别诊断，而述其诊断之所根据。此项病历，最迟须在内科考试第3日之下午4时以前，交到该考试委员处。在考试之第4日，当由考试委员指定时间，举行口试。此项口试，得由考试委员导临病床举行之，并作简单的化学及显微镜检查。外科实验考试实行诊察一外科病人，并填写病历，其条目与内科同，实行两种包扎法。妇科产科实验考试实行诊察一妇科病人，并填写病历，其条目与内科同，受考人当于生产模型作两种不同的胎儿位置，并演作诊断，及合法之施治。皮肤及花柳病之实验考试实行诊察一皮肤病或花柳病病人，填写病历，其条目与内科诊察考试相同。眼科及耳鼻咽喉科之实验考试实行诊察眼科及耳鼻咽喉病人各一人，定其诊断并疗治法。

考试成绩，用下列评语，及分数等差。甲90分以上。乙70分至89分。丙60分至74分。丁40分至59分。戊40分以下。各科目之理论及实验两部分，考试成绩分数相加，即得该科目之总成绩分数。部分成绩分数，及各科目之总成绩分数，当由各考试委员，填入表格，即行送至考试委员会。考试委员会主席应将各考试委员送来的成绩，填制总表两份，一存医科，一送校长审阅后，交注册部存案。总成绩分数之计算法，内科分数以5倍之、外科分数以5倍之、妇科及产科分数以5倍之、病理学及病理解剖学分数以5倍之、细菌学寄生物学及卫生学分数以5倍之、药物学分数以5倍之、皮肤及花柳病科分数以5倍之、眼科分数以2倍之、耳鼻咽喉科分数以2倍之、以上各项倍数相加，以30除之，即为总成绩分数。受考人如有一门或一门以上科目不能及格时，则其总成绩分数表，暂不送交校长。受考人之各科目成绩分数，均在及格以上，则由校长给受文凭为医生，部分的成绩证书，概不发给。不及格者及不能完全及格者之办法：理论实验两部分之考试成绩评语，均在丙等以下者，则该项科目考试成绩，为不及格。不及格科目须补考，其办法如下：理论实验两部分成绩均属丁等者，补考期间，最早须过2个月。理论实验成绩，任何一部分为戊等者，补考期间，最早须过4个月。理论实验成绩两部分，均为戊等者，补考期间，最早须过6个月。一种科目考试成绩，理论实验两部分，有一部分为丙等以下者，则该种科目，认为不能完全及格。不及格部分须补考，其办法如下：其成绩为丁等者，补考期间，最早须过6星期。其成绩为戊等者，补考期间，最早须过8星期。该项补考，仍不及格时，依照上列条件，作第2次的补考。如第2次的补考仍不及格时，则不得再考。

2. 医学学位授予

（1）医学士学位。凡在本校医科毕业者，授予医学士学位。

（2）医学硕士学位。本校医学士，由本校授予医学硕士学位，须具有下列各项之规定：

1）曾在本校医院内科实习满6个月以上外，继续在医院实习其他各科中之两科，或医科研究所中之两科，或医院、研究所各一科，每科实习满3个月以上，而得有该医院分科及研究所主任发给之证明书。

2）实习期满，须经口试及格，此项口试，注意于各种重要之实际问题，由各该实习科目主任教授举行之，考试时间，以一小时半为限。

凡在本校认为有同等程度之大学医科，或医学专门学校的毕业生，或曾得有学士学位者，本校亦得授予医学硕士学位。但亦须适用上面1）、2）两项的规定。

凡本校医科助教，曾在本校或本校认为有同等程度之大学医科，或医学专门学校毕业，或曾得有医学学士学位者，本校亦得授予医学硕士学位，但须具有下列各项规定：

1）曾在本校医院各分科，或各研究所，实习工作满两年以上者。

2）研究论文，须确有学术上的价值者。（该项论文之题目，须由本校医院各分科或研究所主任规定。）

3）经医科3分科主任教授之考试，其中1科，须为上项规定出题之主任教授。其他两科得自由选定。

(3) 医学博士学位。凡在本校取得医学硕士学位者，得由本校给予医学博士学位，但须具有下列各项规定：

1) 在本校取得医学硕士学位后，须在本校医科任一研究所，或病院分科，作学术研究满二年以上，得有该病院分科，或研究所主任，所发给的证明书。

2) 须精熟一种以上之外国语（德语英语法语），得有本校医科，或文科外国语教授的证明书。

3) 应试者，须提出论文，此项论文，须确有学术上的价值，确能证明在医学上有独自作学术研究的能力。

4) 该项论文，经医科接受，认为合格后，须再经医科3分科主任教授口试及格，该项口试，即注重与论文有关系之各种根据，时间以一小时半为限。

凡在本校认为有同等程度之各大学医科，或医学专门学校，所考得之硕士，或具有同等程度者，本校亦得给予医学博士学位，但亦适用上面1) 至4) 项规定。

凡志愿参与本校医科硕士学位考试时，得以书面请求本校举行。请求者，须交验详细履历及下列各项证书：

凡本校医学学士、硕士交验取得学士学位，或大学医科，医学专门学校毕业以前各种证书（中小毕业证书等）；医学士学位文凭，或大学医科，医学专门学校毕业文凭；曾在本校医院内科实习满六个月以上外，继续在医院实习其他各科中之两科，或医科研究所中之两科，或医院、研究所各一科，每科实习满3个月以上，而得有该医院分科及研究所主任发给之证明书。

凡本校医科助教交验所得医学士学位，或大学医科，医学专门学校毕业以前之各种证书（中小学毕业证书等）；医学士学位文凭，或大学医科，医学专门学校毕业文凭；曾在本校医院各分科，或各研究所，实习工作满两年以上之实习证书，该项证书，由医院各分科或研究所之主任教授发给之；研究论文（须确有学术上之价值者，该项论文之题目，须由本校医院各分科或研究所主任规定之。）之审查及格证明书，该项证明书，由医科主任发给之。审查之法，由医科主任教授3人组织委员会，其中1人，须为本校医院各分科，或各研究所主任，或医院分科主任；经医科3分科主任教授之考试（其中1科，须为上项规定出题之主任教授，其他两科得自由选定。）之自选考试科目志愿书。

以上各项证书，经本校校长交医科审查合格具复后，即由校长通知医科，准其考试，考期由医科决定之。考试时，各考试委员，须同时出席，其年长者为主席，监督考试及规程的履行。考试成绩，由考试委员各下评语，填入共同签字的表格，送交医科。医科承认该项考试程序为完备，及被考者程度及格时，须将前条所规定表格，函请校长核准，发给硕士文凭。考试者，领取该项文凭时，须交费拾元。

凡志愿参与本校医科博士学位考试时，得以书面请求本校举行之。请求者，须交验下列各项证书：医学学士学位文凭，或同等程度之证书；医学硕士学位文凭，或同等程度之证书；在本校取得医学硕士学位后，须在本校医科任一研究所，或病院分科，作学术研究满2年以上，得有该病院分科，或研究所主任，所发给之证明书；熟习一种外国语（德语、英语、法语）之证明书（本校）。

以上各项证书，经校长交医科审查合格具复后，由校长通知医科，准其考试，考期由医科定之。医科接到校长通知后，即令应试者交须提出论文，此项论文，须确有学术上之价值，确能证明在医学上有独自作学术研究之能力，论文题，由医科教授定之（应考者亦得自由选题，但事前须与该论文题目所属之主任教授，商得同意。若该主任教授不在校时，与该科目最相近之主任教授商酌之，并得其同意），论文须用国文及德英法文中之任一种书写之，（该项论文交到医科后，由医科指定主任教授二人审查之，其中1人，须为该论文题目所属科目之主任教授。若该教授不在校时，则以科目最近之主任教授代之，审查结果，制成报告书，送由医科核定合格与否）。该项论文，认为合格时，即由医科组织考试委员会，定期考试。凡经博士考试及格者，由校长授予博士学位文凭。

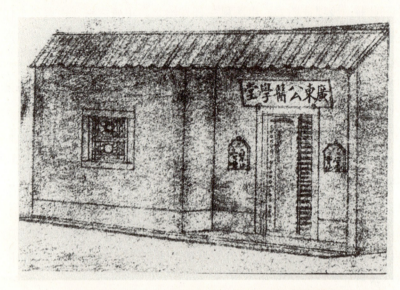

图 2-89　创办于西关十三甫广东公医医学堂

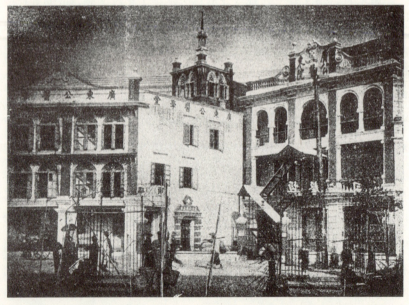

图 2-90　广东公医学堂在广州南堤办学

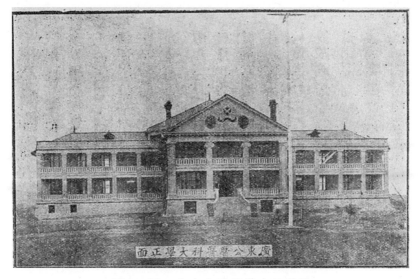

图 2-91 广东公医医学专门学校

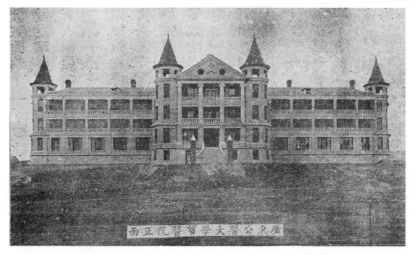

图 2-92 广东公医医学专门学校附属医院

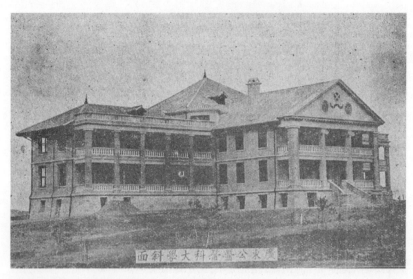

图2-93 广东公医医学专门学校校舍

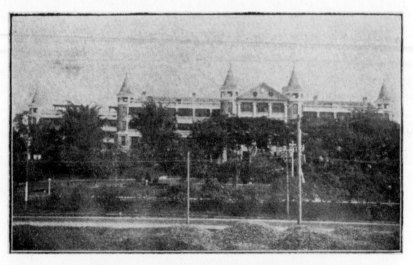

图2-94 国立中山大学附属第一医院

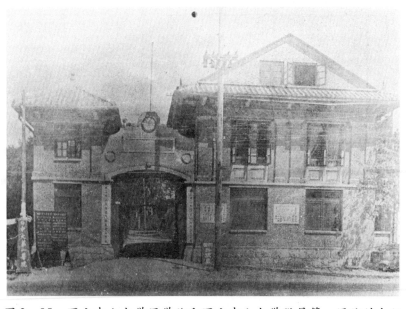

图 2-95　国立中山大学医学院和国立中山大学附属第一医院的大门

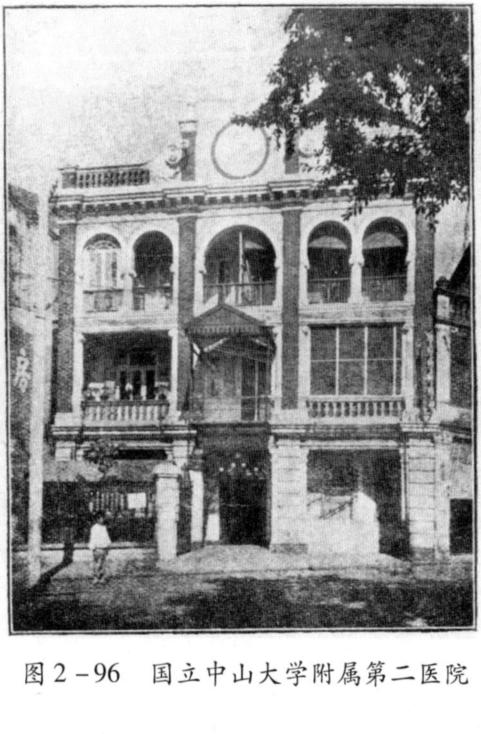

图 2-96　国立中山大学附属第二医院

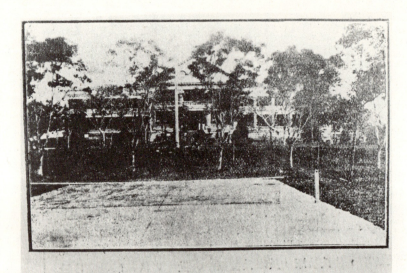

图 2-97　国立中山大学医学院礼堂正面图

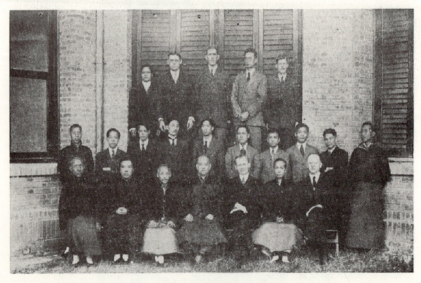

图 2-98　公医教职员合照

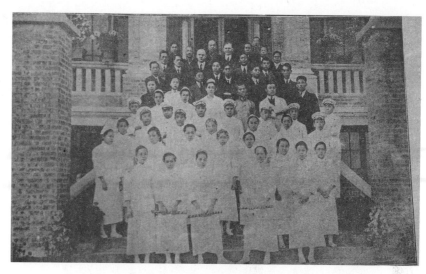

图2-99 广东公医院职员合影

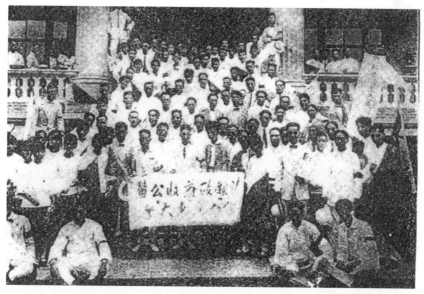

图2-100 私立公医归入国立广东大学请愿照

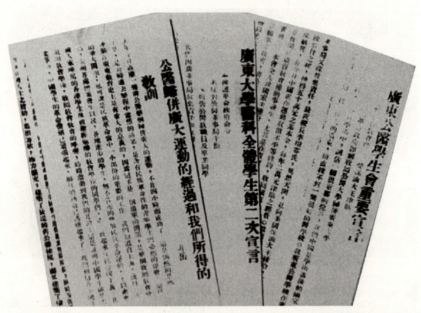

图 2-101 广东公医学生会发表的"广东公医学生会重要宣言"
请求国民政府收回公医大学归并广东大学

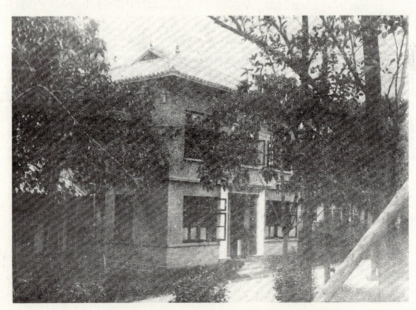

图 2-102 国立中山大学医学院药物研究所原址

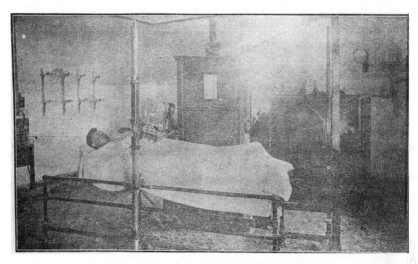

图 2-103　学校附属医院的 X 光镜室

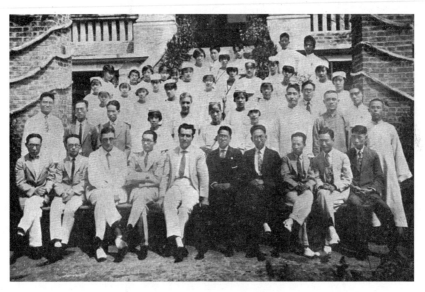

图 2-104　医院人员合影

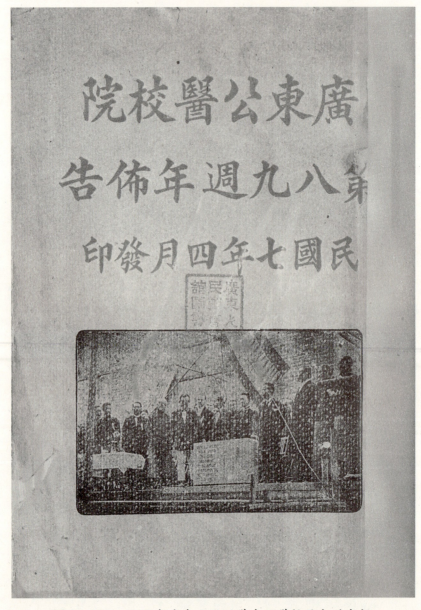

图 2-105　1918 年广东公医医学专门学校编印的年报

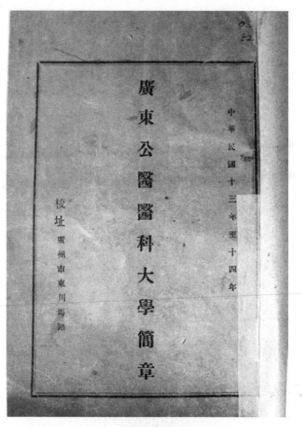

图 2-106　《广东公医医科大学简章》

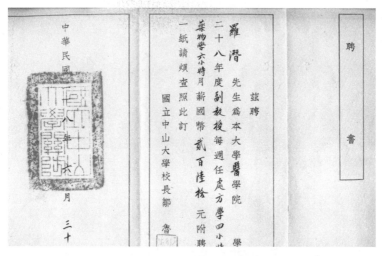

图 2-107　罗潜副教授聘书

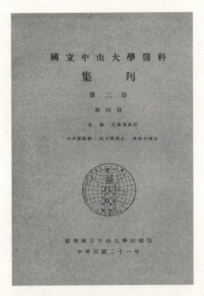

图 2-108　1932年《国立中山大学医科集刊》2卷4期

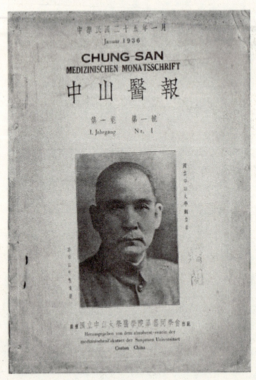

图 2-109　1936年1月《中山医报》创刊号

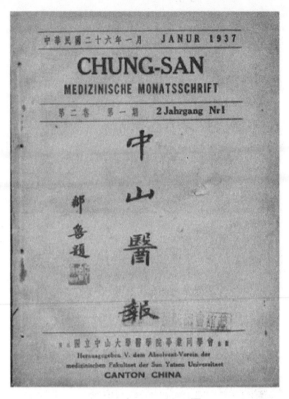

图 2-110　1937 年 1 月《中山医报》2 卷 1 期

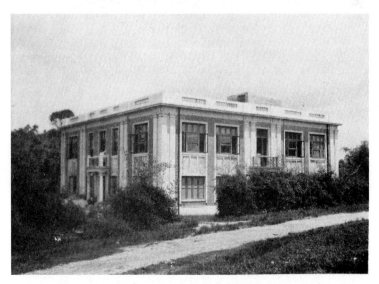

图 2-111　中大病理学研究所

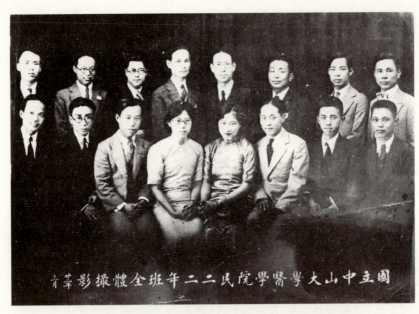

图 2-112 国立中山大学医学院民二二年班全体照

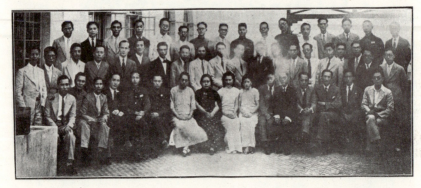

图 2-113 1937 年中山大学医学院毕业同学会春季联欢照

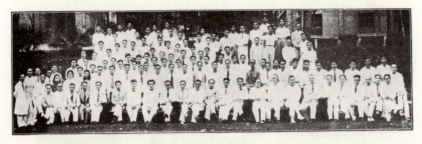

图 2-114 1936 年 5 月 25 日中山大学医学院毕业
同学会欢迎朱骝先(家骅)留影

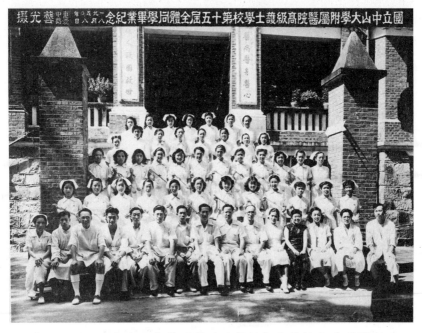

图2-115　国立中山大学附属医院高级护士学校十五届毕业照

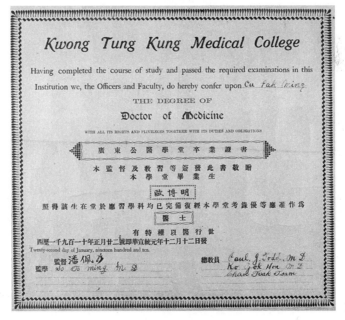

图2-116　1910年广东公医学堂的毕业证书

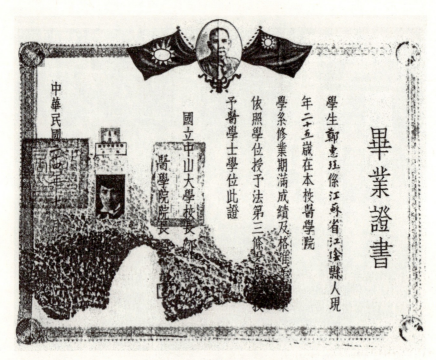

图 2-117　郑惠国的毕业证书

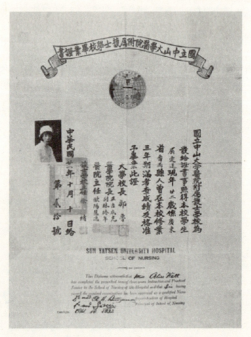

图 2-118　1932年屈爱莲教授的中山大学医学院附属护校毕业证书

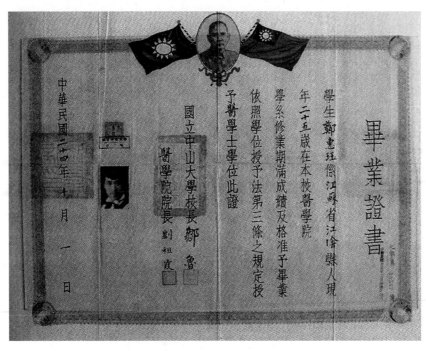

图 2-119　1935 年中山大学医学院毕业证书

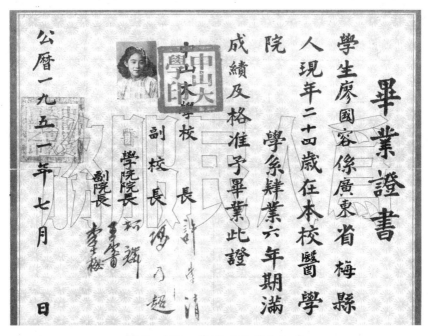

图 2-120　廖国容的毕业证书

七、广东光华医学院

广东光华医学院前身为始建于 1908 年春的广东光华医学堂，1912 年更名私立广东光华医学专门学校，1928 年曾改名为私立广东光华医科大学，1929 年更名为私立广东光华医学院。

（一）光华医学堂的诞生

20 世纪初，在中国南方广州，诞生了我国第一所民间集资中国人管理与执教的西医学校——广东光华医学堂。

诞生于 20 世纪初的光华医社以及它所开办的光华医学堂，记录了南粤人民外御强辱、维护尊严的一段历史，并成为这段斗争历史的产物，同时在西医的教学与医疗领域拉开了自主医权的历史序幕。

1. 建校的时代背景

1901 年清政府发动"新政"运动，教育方面仿效西方模式，提倡兴办学校。1905 年又进而宣布"废科举，兴学堂"，结束了已沿用一千三百多年的科举选士传统，转从学堂取才，推动我国传统教育体制向西方近代教育体制转变，标志着中国近代人才培养与选拔制度的划时代变化。"学校"的创立与发展，形成中国近代高等教育的雏形。"新政"期间，清政府颁布了《壬寅学制》和《癸卯学制》，要求在学校系统中设立不同于"国医"的西医学科，分医学门和药学门，并且让外国人享有"在内地设立学校，无庸立案"的特权，形成了外国教会兴办西医教育的统治地位。

2. 地缘条件

1907 年以前，西医教育在我国的传播方式有两大类型：其一为西方教会到中国办学授课，如 1866 年在广州创办的博济医学堂，属于"外办外教"型；其二为清政府兴办，聘请外国人管理、执教，如 1905 年在广东办的随军医学堂，属于"官办外教"型。这两类西医学堂均由外国人主政，用外文教材和外语授课。

广东地处东南沿海，得风气之先。19 世纪中叶以前，广州是我国唯一对外通关、通商口岸,西方医术的传入和传播,也因此得到方便。1805年广州流行天花,西方的种牛痘术首次在民众中显示作用,使广东人较早地认识了西医的长处,开始向西医问学,促使广东成为发展西医教育的发祥地,出现了最早的一批渡洋学医之士。在众多学子中,后来首任光华医学专门学校校长的郑豪博士,就是其中一位。他早年在美国半工半读完成西医学业,1904年获得加州大学医学博士学位,并考取三藩市行医执照,成为美国加州第一位华人西医。

广东是西方列强入侵的登陆口,列强从这里开始进犯中国时,这里的人民对入侵者进行了最早的抗击。广东人民自发抗击外寇欺辱的斗争传统,以及这里的人们对新生事物的开放心态,加上西医教育的人才储备,这一切促使一种新的西医教育类型先于全国各地,在广东呼之欲出。这就是不同于"外办外教"和"官办外教"的第三种西医教育类型——"民办自教"型的西医学校。

3. 广东光华医社的建立

1907年冬天,英国殖民者经营的来往于广东与香港之间的佛山轮船上,发生了一起英属印度警察踢死中国工人的命案,肇事方草营人命,硬说成是死者因突发心脏病而亡。家人与民众要求讨回公道,无能的清政府不仅不为民众做主,反而用暴力禁遏民愤,令死者含冤莫白,凶手逍遥法外。"佛山轮命案"犹如一束导火索,点燃了民众饱受欺辱的怒焰,激发了爱国人士的义愤。广州医药界和工商界一批爱国人士行动起来了。医药界的陈子光、梁培基、郑豪、左吉帆、刘子威、陈则参、叶芳圃、王泽民、池耀庭、伍汉持、苏道明、刘禄衡、高约翰、黄萼廷等;工商界人士包括沈子钧、邓亮之、游星伯、冯伯高、金小溪、罗炳常、邓肇初、梁恪臣、左斗山、梁庭萱、梁晓初、谭彬宜等人,为了在医权上维护民族尊严的共同意念,集合在广州天平街(现在的诗书路)刘子威牙医馆,共同商议用民间的资源和力量创办西医学校的大计。这时,他们还没意识到:他们将要做的,是一件在中国历史上前无古人的事情——中国老百姓自发组织起来,在家乡古老的土地上,办西医教育和西医医院。

到会者一致认为:"生老病死,为人类所不能免,而救同胞疾苦,国人实责无旁贷"。大家即席决定倡办医社,起草章程,向社会广募有识之士为社员,筹募资金,创办"民办自教"的西学校院。"故本社创办医校、医院之主旨,乃本纯粹华人自立精神,以兴神农之隧绪,光我华夏,是以命医社之名曰光华"。

1908年初,医社章程面世。它的首条昭示:由"人民组织,办理医院以救济民疾,办理医校以培育医材",定名为广东光华医社。医社实行"当年值理"和"总值理"制,自愿入社的社员都是"倡建值理",从中推举40名"当年值理";再从中推举10人为"总值理",以资扩大对社会的影响。是年,绅商易兰池等10人担任首届总值理,推举梁培基为医社的社长。

光华医社主办的医学堂和医院同时于1908年春开办,医社的总值理们推举郑豪博士任医学堂校长;同时聘请陈衍芬医生主持教务,并兼任医院院长。

此时,担任光华医社社长的梁培基医生(1875—1947),已是华南地区知名的制药专家。他1897年毕业于博济医院附属华南医学堂,留校任药物学教师,同时,自设医疗诊所,开始职业医生生涯,并从事药物研制,尝试中西医药结合治病之道。1902年,他筹办制药厂。他研制生产的"梁培基发冷丸",有效医治当年在华南地区猖獗流行的疟疾,成为家喻户晓的抗疟疾名药,首先在广州制药界开创了中西药结合制药的先河。他以务实的态度和行动关注民众疾苦,解救大众病痛,深得大家敬重。接任后,他不负众望,推动了光华医学堂、医院的发展。

担任医学堂首任校长的郑豪博士(1878—1942)自幼生活在美国夏威夷的亲戚家,在半工半读中度过青少年时代。他在美国获得西医执照后,次年即毅然回到贫弱的祖国,落脚广州。此时,他是清政府所办的广东陆军军医学堂的总教习,在西医教育领域实现他"科学救国"之梦。1906年,他代表中国政府卫生界,出席了在挪威召开的国际麻风病防治研究会,并发表演讲。1907年发生在广州的"佛山轮命案",把他和广州医药界、工商界的民间爱国贤士联系在一起,为中国人夺回医权,积极倡办医社,并欣然接受医社的推举,义务担任光华医学堂校长之职。他任职23年间，主持校政，培育医材，却从未支取薪酬，直到1929年因患肝病才卸任。

陈衍芬医生是香港医学堂的首届毕业生。毕业后在香港那打素医院、何妙龄医院担任主任医生，入息丰厚。接到光华医社董事会聘请后，他"应谋医学自立之旨，毅然辞职回粤就聘，以冀得其志耳"。接任医学专门学校教务兼医院院长后，他以光华作为终身奉事之地，在1908—1945年光华历经沧桑的38年里，他始终悉心管理，尽心耕耘，从未言退。

4. 自主医权的第一面旗帜

光华医社举起"兴神农之坠绪，光我华夏"的旗帜，立即得到社会广泛响应，很快就有435人自愿参加医社。他们按照医社的规定，作为倡建值理，"每人均捐白银20元，作为开办费"。众人捐钱垫款，定购位于广州五仙门内关部前（现在泰康路一带）麦氏的七间大屋，作办校建院之地。屋主麦楚珍原来以二万两白银出售，获知医社将用于施教济医，"特愿割价四千两银，以作为义捐"。

光华医学堂的教学，从开始的那天起，完全按照西医教学模式进行，学制4年，不同的是由中国教员采用中文课本授课。课本"由热心人士翻译。当时的外科由罗卡氏负责，内科由欧氏负责。翻译后自行编印"。课程也按西医教程设置，"基础课主要有解剖学、化学、生物学、生理学、细菌学、心理学、寄生虫学、物理学、神经学、药理学，全体学和国文等（后增设德文、法文）。实习课主要有内科、外科、儿科、妇产科、五官科等"。

由于民办的性质，教学与医疗设备的经费需自筹，医学堂的教学和医院的医诊工作，主要由医社倡办人和支持者中的医师、专门科学人才义务担任。他们都是早年西学成才，掌握了近代专门知识的一代中国人，这些前辈的名字是：郑豪、陈子光、左吉帆、叶芳圃、刘子威、刘东生、陈则参、池耀廷、梁晓初、梁培基、王泽民、雷休金、曾询、祢翱云、李次董、王泰民、李镇、刘禄衡、曾恩梅、李德如等。郑豪校长的夫人李丽洁女士在加州大学毕业回国后，也加入到为光华医学堂义务教授英文的行列。

1908年3月1日,中国第一间"民办自教"的西医学堂开学了。这一天,光华医校开始上第一课,首批学生59人。其中,有以陈垣为代表的二、三年级医学插班生17名。他们原是外国教会医学堂的医学生,为支持光华医社在维护民族尊严上的爱国之举,他们毅然退学,转读光华医学堂。

光华医院也同期向城区的民众赠诊赠医,服务社会,回报大众。

1908年7月23日,光华医学堂获得清政府两广总督部堂批准立案。同年11月15日,举行开幕典礼。"开幕之日,政绅商学报各界,士女云集,华人承应提倡新医学之呼声,高唱入云,声闻遐迩,识者趋之,顿令社会耳目,为之一新"。

当时令人耳目一新的还有一件事:男女同校同学之风,光华医学堂实施极早。20世纪以前,我国的教育体制里从未包括对女子的教育。"1907年(清朝政府)学部奏定《女子师范学堂章程》和《女子小学堂章程》,正式将女子教育纳入新学制系统。这是废科举后我国普通教育发展所取得的一项重要成就"。光华医学堂在开办的第二年(1909年)正月,兼开女生班,地点先设在新城谢恩里,后迁往素波巷新街。1910年,女生班归并于医校内,实行男女同校。20世纪初在中国人主办的医学堂里,这个举措,属先锋之举。

随着教务与医务的开展,所需仪器装备日增,建设新式外科手术室的款项尚无着落,医学堂员工和学生组成话剧队,自编剧本,登场献演,筹款建设。根据陈衍芬的记述,"忆当时所编剧本,如'风流孽','钱为命'等剧,改良时俗,痛下针砭。而扮演之者,复惟妙惟肖,风靡一时。其时学生之表同情于本校之旨者,于此可见一斑"。1912年,购买麦氏大屋的垫购款和加建病房欠款到期需付,光华医社热心人士于工作之余,结队向广州城内的商铺沿户劝捐,得以筹足。为回报民众,当发生灾情和流行病时,他们组成"广东光华医社救伤队",主动承担社会上的疾病抢救工作,颇受社会好评。

光华医学堂,师生同心,为自主医权释放出巨大的热情与智慧。办学送医的同时,他们还通过讲座、办报、出刊的方式,向民众宣传新医与防病知识,探讨国医与西医的不同与相通之处。创办于1908

年的《医学卫生报》，"由梁培基出资，潘达微绘画，陈垣撰文，介绍医学卫生常识，使民众能注意防患于未然。又于1910年创办《光华医事卫生杂志》，刊登学术论文，交流医学经验，提高医学水平"，办刊共约10期。"说诊脉"和"说肾"分别刊在《医学卫生报》的第一、第二期，文章介绍近代医学的生理理论，区别中医和西医对"脉"、"肾"的不同之说。这在20世纪初，我国民众对西医知识尚不了解之时，无疑是有西医启蒙的深意，该报第九期发表的《告种痘者》一文还记述当时光华医院"每周礼拜日为群众接种牛痘，并详细记述种痘适宜时间、种痘方法"等。

陈垣是光华医社出版的《光华医事卫生杂志》《医学卫生报》的主要撰文人。他出生在医药商家，曾就读于博济医学堂，他不满外国人对中国师生的歧视，读三年级时，适逢光华医社创校办学，他愤然离开博济，与几位意向相同的同学转读光华医校。他一来到光华，就既当学生，又兼任训育课教师，并在光华办学的第三年冬（即1910年）毕业，成为光华医学堂首批毕业生之一。同期毕业的同学还有梅湛、李博文、汪宗澡、李绳则、李明德。陈垣毕业后，留校任教"生理学、解剖学等课程，并继续研究医学史"。辛亥革命期间他投身其中，"还参加了转运枪支等武装起义的准备工作。……陈垣的几位好友也参与了这次起义工作，潘达微（作者注：为《医学卫生报》绘画者）于起义失败后，冒着生命危险，收葬黄花岗72烈士遗体"。

1911年3月的广州起义失败后，陈垣的主要精力转为办《震旦时报》及副刊《鸡鸣录》，旗帜鲜明地为辛亥革命呐喊，被称为"革命报人"。国民政府成立后，他被推选为第一届国会议员，于1913年离开光华赴京。1926年陈垣任北京辅仁大学校长，坚持独树一帜的史学研究，终成我国"民国以来史学的开山大师"。他于1971年在北京逝世，在他奋斗的一生中，始终存有当年"光我华夏"的光华浩气。

辛亥革命胜利后的民国元年5月，孙中山回到民主革命发祥地广州。以光华医社的倡办人为主组成的广东医学共进会，亦组织队伍迎接孙中山到穗。一张留影于"民国元年5月广东医学共进会欢迎孙中山先生纪念"的照片，真实地记录了当时参加的人员，他们是：郑豪、左吉帆、李树芳、何高俊、叶芳圃、池耀廷、高若汉、陈俊干、曾询、余献之、杨香圃、廖德山、陈援庵（陈垣）、雷休金、李自重、梅湛、刘礼、何子衍、梁晓初、谭彬宜、李青茂、汪宗藻、洪显初、梁益、曾光宇、陈子光、陈衍芬、邓弇华、陈则参、李博文、祢翩云、王泽文。其中，至少有11位是光华医社的发起人。

20世纪初由光华医社创办的光华医学堂，打破了外国教会在中国统霸西医教育的格局，标志着中国人从此踏足西医高等医学教育领域。第一代"光华人"在中国从清朝走向民国的前夜，撑起了第一面自主医权的旗帜，在中国医学史上掀开中国人办西医教育的新一页。

（二）光华医学院的建设与发展

辛亥革命后，光华医学专门学校步入了25年建设和发展时期。

1. 建设学校

实现光华医学专门学校的建设，首先得益于光华医社的改革。1912年，为保证医校的办学经费和扩充发展，光华医社对组织体制进行了改革，将"当年值理制"改为"倡建值理制"，并以12人的董事会代替四人的"总值理会"。"举郑豪、陈子光、陈垣、刘子威、左吉帆、池濯庭、梁培基、梁晓初、陈则参、祢翩云、何高俊、梁庭益等人为董事。而正、副社长，为郑豪、陈子光两君"。1915年在当年董事谢恩禄的建议下，经倡建值理会表决同意，又做二点改革：一是效仿青年会的办法，每年征召社员，募集的社员费作为医校日常经费，扩大组织和影响；二是按年由社员选举产生董事12人。同年左吉帆、池耀廷分别任医社社长、副社长。这些制度一直坚持到1936年。

尽管医社的组织体制几经改革，但历届值理都没有改变光我中华，服务社会大众的精神。他们不避艰辛，共谋医社的发展，甚至每月开会后的一顿晚餐，"均各解私囊，从不肯动支公款。其克已为公之处，诚为慈善界所罕见"。

在医社鼎力支持下，广东光华医学专门学校逐年显现成长之态。1913年，遵照政府的教育法，重新修订学校章程，办学宗旨重申为"合我华人之力，博束世界文明医学，发展办医学校，造就完备医材以利国利民"。1920年该校修业年限由4年改为5年，增设课程，增加教学内容。同年还开办不收学费、学制三年的护士学校。护校的教学"分预科3个月，本科教学3年，另实习9个月"。

20世纪20年代的广州，正处在新的开发时期，市区拆城开路。学校原址的大屋背贴城基，拆城扩路，使本来就嫌拥挤的医校和医院，在面积上更显窘迫。1921年8月27日学校获得广东全省公路处第480号训令转达广东省长公署第11989号指令，"准获本省城大东门外造币厂路之和尚岗地，面积二十八亩余，……为扩校院之用"。这为光华医学校日后的建设与发展提供了极大的空间。

当时位于广州旧城外的和尚岗曾是一个乱葬岗，山丘上密密麻麻布满四千多个坟包。为清出建校场地，医社在东郊淘金坑找到马鞍岗作为迁葬地，支付费用，妥善迁葬。为了新校址的交通便利，又于同年11月，按市价在和尚岗的东、西、南三面购得金氏房屋及地段，计有七亩余。至此，和尚岗的35亩地段成为光华投入建设的新校址。同年7月30日，光华医校在《国华报》上刊登招生启事，招收男女学生于8月25日入学。

1923年，光华医校完成了两方面的建设任务：一是在和尚岗建起一系列教学用房，包括课室、解剖实习室、生理实习室以及宿舍等17座建筑。光华医校迁入和尚岗分校，扩大招生；二是在泰康路旧址上建四层木砖结构楼宇，主要留作医院，增加病床，添置设备。这些建筑资金，全赖医社成员和社会友好人士乐助。当时，光华医社副社长熊长卿捐出一万元银元；南洋兄弟烟草公司总经理简照南捐助二万元银元；医社的董事祢翻云等，社员中阮镜波等，以及本校毕业生唐太平等也分别贷款；另外加上部分按揭贷款，终于备齐资金，开工兴建。

同年，光华医社兴办的修业三年的护士学校，也培养出第一届护士毕业生。她们是邓铭瑶、黄少毅、李惠慈、欧阳志英。

1913年至1926年间，广东光华医校调整了修业年限；完成了扩大校园面积和校舍院舍的扩建改建工程；实现了增设课程，完善内容的教学目标；增办护校并培养出首届护士。据《广东高等教育发展史》公布的数字统计，这个时期，广东的高等西医院校（不含广东省公立医药专门学校）共培养毕业生798人，其中，"夏葛医科大学112人，光华医学专门学校223人，公医医科大学237人"，广东大学医科学院、中国红十字会广东医学专门学校和广东中法医学专门学校各100人以内。可见，当时全省各类西医学校毕业生的总数中，光华医校的西医毕业生约占28%。这标志着："民办自教"型的光华医校，此时与"外办外教"、"官办外教"型西医院校一起，担负着西医人才的培养责任，已成为南粤有影响的医学院校之一。

这个时期光华医校的毕业生，大部分以挂牌开西医诊所或在大药房坐诊为主。他们根植于民众中，自主医权，悬壶济世，服务于民。

2. 教学制度和师资条件

1927年北伐战争胜利后，南京成立了国民政府，确定以"民主主义教育"为宗旨，在这个社会条件与氛围下，1927年至1937年，广东光华医学专门学校进入规模发展阶段。"光华医学院的教学水平及毕业生资格，均获全国承认"。

1928年，光华医学专门学校改名为私立光华医科大学；继而，1929年更名为私立广东光华医学院（此名一直沿用至1954年）。

随着我国中等教育体制的建立与完善，1932年光华医学院规定将高中毕业作为新生的入考资格。学校的招生简章写道："集合华人力量，博采世界医学以创办医学院，造就医材，利国福民为宗旨。"投考资格为"曾在公立或已立案之私立高中学校毕业领有证书者"。学制方面，1928年由原来的5年改为6年，其中预科2年，本科教学4年。1929年，6年学制的安排改为先修2年，本科教学4年，并且准予给毕业生授予学士学位。同年，光华医学院的6年学制里取消先修科，实行本科教学5年，实习1年的学制安排。

同时，光华医学院也有了一支比较稳定的教师队伍。

表2-2 20世纪30年代广东光华医学院教职员一览

职别	姓名	履历
院长	陈衍芬	香港医科大学堂医学士
教务长	苏言真	上海圣约翰大学医学博士
医务长	戴恩瑞	美国哈华活大学理科学士 美国啫化臣医科大学医学博士
总务长	许迥凡	前任广东省议会秘书长
注册主任	麦少祺	本校毕业
训育主任	倪世清	广东公立法政专门学校毕业
图书馆主任	沈祯雯	广州统计学校毕业
训育员	李心仪	广州女子师范学校毕业
内科学	戴恩瑞	美国哈华活大学理科学士、 美国啫化臣医科大学医学博士
内科学	苏言真	上海圣约翰大学医学博士
外科学	曾恩涛	美国米西根大学文科学士、医科学士
外科总论 外科手术 耳鼻喉科	苏炳麟	日本九州帝国大学医科毕业
产妇科	陈英德	美国欧伯林大学学士、芝加哥大学医博士
儿科	欧阳慧偬	国立同济大学医预科毕业、 德国卫慈堡大学医正科毕业考取医学博士
儿科	罗荣动	上海国立同济大学毕业、德国医学博士
神经学、精神病学 皮肤病学、眼科学	汤泽光	广州岭南大学文学士、北平协和医学院医学博士
细菌学、病理学 寄生虫学、肛科	戴翰芬	英国爱登堡医科大学 哥顿痔漏肛门专科、圣马痔漏肛门专科毕业
热带病学 卫生学	李焕燊	本校毕业
药物学、处方学	梁心	本校毕业
调剂学	黄廷羡	美国米西干大学药物学学士、化学硕士

续上表

职别	姓名	履历
解剖学、胚胎学、组织学	麦少祺	（同前）
生理学	杨国材	本校毕业、北平协和医学院生理学修业
生化学	周达仁	美国麻省理工大学学士
物理、化学、英文	朱耀芳	美国纽约省布鲁伦工业学校理科学士、哥伦比亚大学化学硕士
生物学	谢树邦	岭南大学农学士
法医学	陈安良	国立中山大学医学士、司法行政部法医研究所毕业
党义	倪世清	（同前）
助教	黎德章	本校毕业
助教	黄天权	本校毕业

课程设置方面也日趋完善。根据1935年的"光华医学院各级学科学分表"所示，依序开设的业务课程有：物理、化学、生物、英文、解剖、胚胎学、生理、组织学、药物学、处方学、调剂学、生理化学、细菌学、寄生虫学、外科总论、病理学、内科、外科、法医、皮肤花柳科、产科、妇科、耳鼻喉科、卫生学、儿科、外科手术、眼科、精神病学、热带病学等29门。29门业务课程分5年教授，计有141.5个学分，其中一年级24.5个学分，二年级30个学分，三年级23个学分，四年级31个学分，五年级28个学分。

表2-3　1935年广东光华医学院各级学科学分表

级别	第一年级	第二年级	第三年级	第四年级	第五年级
物理	理论3　实习1.5				
化学	理论4　实习2				
生物	理论2　实习2				
英文	4				

续上表

级别	第一年级	第二年级	第三年级	第四年级	第五年级
解剖	理论 3 实习 1	理论 4 实习 3.5			
胚学	理论 1 实习 1				
生理		理论 4 实习 1.5			
组织		理论 2 实习 1			
药物		理论 6 实习 1			
处方		1			
调剂		理论 1 实习 1			
生理化学		理论 3 实习 1			
细菌			理论 4 实习 2		
寄生虫学			理论 1 实习 1		
外科总论			4		
病理			理论 4 实习 2		
内科			理论 4 实习 1	理论 4 实习 3	理论 4 实习 4
外科				理论 4 实习 3	理论 4 实习 4
法医				2	
皮肤花柳			理论 4 实习 1		
产科				理论 3 实习 1.5	
妇科				理论 3 实习 1.5	

续上表

级别	第一年级	第二年级	第三年级	第四年级	第五年级
耳鼻喉				理论2 实习1	
卫生				2	
儿科					理论2 实习2
外科手术					理论2 实习1
眼科					理论2 实习1
精神病学					2
热带病学				1	
党义	2	2	2	2	2
学分总数	26.5	32	25	38	30

这一期间,光华护校也迁入和尚岗,保持三年学制。护校的教师多由光华医校毕业的医生担任。

表2-4 20世纪30年代私立广东光华医学附属护士学校教职员一览

职别	姓名	履历
校长	陈英德	美国欧伯林大学学士、芝加哥大学医学博士
教务长	陈婉芬	广东光华医学院医学士
内科教员	黎德章	广东光华医学院医学士
外科教员	黄天权	广东光华医学院医学士
药物学调剂学教员	李德镒	广东光华医学院修业期满、现在附属医院实习
饮食学教员	关乐年	广东光华医学院修业期满、现在附属医院实习
细菌学消毒学教员	潘劲夫	广东光华医学院修业期满、现在附属医院实习兼任河南宏英中学生物科教员
护病学教员兼总护士长	黄兰珍	广东循道西医院护士学校毕业

续上表

职别	姓名	履历
眼耳鼻喉科教员	梁槐和	广东光华医学院医学士
育学法儿科教员	陈杰卿	广东光华医学院医学士
产妇科教员	区昭祥	广东光华医学院医学士
药物学调剂学体学教员	于家鸿	广东光华医学院医学士
绷带学教员	黄国廉	广东光华医学院修业期满、现在附属医院实习
伦理学教员	许迥凡	香港皇仁书院汉义师范专科、前任广东省议会秘书长
生理学教员	苏自权	广东光华医学院医学士
卫生学英文教员	欧阳昌	广东光华医学院修业期满、现在附属医院实习
消毒学教员	余泽民	广东光华医学院医学士
救急学教员	陈侠生	广东光华医学院修业期满、现在附属医院实习
外科护士主任	魏玉贞	广东光华医学院附属医院附设护士学校毕业
分院护士主任	李心壶	广东光华医学院附属医院附设护士学校毕业

护校的课程设置完善，开设的19门业务课程包括：外语、解剖学、护士伦理学、护病学、卫生学、生理学、救急学、消毒法、饮食学、调剂学、内科学、外科学、细菌学、育婴法、儿科学、眼耳鼻喉科、产妇科、绷带学。三年业务课教学时数940学时，其中第一年360学时，第二年300学时，第三年280学时。招生人数也逐年增加。

光华医社依然坚持每年征集社员的制度，社会贤达陆续入社，使光华的良好声誉更入人心。入社者有捐金逾万元的华侨（如第九届名誉社员黄容乐），亦有捐一元几毫的平民百姓。医社一一造册公布，精打细算，用于教务。

1930年10月1日，广州市社会局第10号指令，批准光华医社注册，并于11月21日发给慈字第26号执照。

1931年6月30日，泰康路的光华医院也获广州市卫生局批准，发给卫字第11号证书。作为教学实习基地的泰康路医院，设备规模与教学相长。院内不但专科门诊、留医部、手术室、检查室俱全，还在1929年添置了大型X光机，这在当时尚属稀见。为了筹款一万七千元购X光机，光华的教职员工发扬团结、爱校、自力的传统，由大家"分认借款，至少每人壹佰元、月息八厘，不一月而集足"。使用的所有收入，抽签偿还。"翌年，即全数清偿。"

时值1932年，光华医社所属的光华医学院、泰康路医院与护士学校均已具规模。为理顺关系，以符合高等医学教育的章制，从这一年秋季开始，医社将医院和护士学校附属于医学院，实行校院合并，统一为医学院。这次教、医、护资源整合，为光华医学院发挥医学教育、医疗服务的社会功能，提供了更大的空间和舞台。

表2-5 20世纪30年代光华医学院附属护士学校教学课时表

课程	外国语	解剖学	护士伦理	护病学	卫生学	生理学	救急学	消毒学	饮食学	药物学	调剂学	内科学	外科学	细菌学	育婴法	儿科学	眼耳鼻喉科	产妇科	绷带学	党义	全年时数
一年级	四十小时	四十小时	四十小时	四十小时	四十小时	四十小时	四十小时											四十小时	四十小时	四十小时	四百小时
二年级				四十小时			二十小时	四十小时	二十小时	二十小时	四十小时	四十小时	四十小时	四十小时					四十小时		三百四十小时
三年级									二十小时	二十小时	四十小时	四十小时			四十小时	四十小时	八十小时			四十小时	三百二十小时

1931年，光华医社开始着手将和尚岗顶的3亩多地收归名下。原来，光华医社最初获拨和尚岗的28亩地作校址时，山顶的面积未

在其中。当时的政府早已将这个山丘中央的 3 亩 3 分地划给了辛亥革命时期的第五护国军,留给他们在这里建造忠烈祠。为求医学院的完整设计和全面发展。医社社长梁培基亲自与第五军负责此项目的代表魏邦平会商,最终用光华医社在驷马岗的地皮换回和尚岗的岗顶。这样,包括原拨的 28 余亩、自购的 7 余亩在内,和尚岗的 40 余亩地完整地划入光华医学院的建设版图。

1933 年 11 月,光华医社董事会按照标准医学院的格局,请该社董事杨景贞工程师重新实地测量和尚岗,作了一个为期十年的发展规划。这时,已接任医学院院长职务的陈衍芬医生为医学院的蓝图呕心沥血,逐一化图为实。

从 1933 年到 1936 年,和尚岗增建了生物馆、药物馆,扩建了解剖馆,实验设备与教学设施与日俱增。物理学馆和化学馆也在筹建计划之中。1934 年,南洋商人黄陆裕捐建的宿舍楼也坐落在和尚岗的西北侧,为怀念其母,取名曰"梁雪纪念堂"。它分上下两层,房间阳台宽阔,空气清新,阳光充足,实为修学佳地,被用作男生第一宿舍。

学院的规模发展带动了医疗服务能力的提高。1927 年光华医学院在和尚岗北侧兴建起一座附属传染病院(现广州市第八人民医院院址),共设 100 张病床,在传染病流行季节收治隔离病人。根据 1933 年的医疗统计显示,该院当年收治传染病人 384 人次。1929 年广州流行天花,该院又在和尚岗南侧搭起简易病房,专门收治天花病人。这些治病救人的社会贡献,使光华医学院于 1934 年获得政府拨款 8 千元,用于购置结核病实验室设备。这也是光华医学院成立 26 年以来,首次从政府获得的拨款。

为满足病人求诊需要,保证 150 名在校学生的见习教学场地,附属医院还在城区各处逐步增设赠医所。1933 年 4 月在河南的洪德四巷设第一赠医分所,第一年的门诊量达 6321 人次。同年 8 月又于城内的正南路开设第二赠医分所,并且计划陆续在当时城区的东关、西关和沙河等处增设赠医分所。附属医院的门诊已分设内、外、妇、儿、五官和皮肤专科,均设有相应的留医病房。另外还有胸科病房、X 光室、配药室和外科手术室、妇产科手术室、小儿科手术室等配套设施。

光华医学院自成立以来一直没有停止发展的步伐。从 1908 年到 1935 年，已培养出 25 届 462 名毕业医生。这些毕业同学大都成为中南地区医药卫生和医学教育的栋梁和骨干。他们有的在北京协和医院、博济医院、岭南大学医院工作（如第 24 届的欧阳静戈、李大卫、第 22 届的谭元昌等），有的在市政府卫生局、市公共卫生人员训练所工作（如第 24 届的连云阁、第 25 届潘劲夫等），有的在市立或县立医院工作（如第 13 届的苏毅英、第 14 届的陈季植等），有的在两广浸信会医院工作（如第 3 届的叶培、第 10 届的王少浦等），有的在铁路医院或警察医院工作（如第 3 届的苏心愉、马觉凡、第 14 届的冼兆芝等）；也有的开设医院、诊所（如第 3 届的黎启康、第 4 届的邝磐石、第 9 届的陈砚波等）；还有一部分毕业同学留校担任教学和医疗工作。

此时，附属护校培养毕业了 10 届共 79 名护士，有力地支持了临床医疗和教学工作。

（三）光华医学院在抗战中停办与战后重建

1. 抗战时期被迫停办

抗日战争时期的 1938 年，广州城沦陷。限于财力的支持，光华医学院无法在广州沦陷前完整地搬离战区。主张抗日的光华医学院成为日本军机轰炸的目标，学校和附属医院被迫停课，教师和学生四处离散。为了尽量让高年级学生不至于中途失学，光华医学院在香港设立临时授教处，安排教学；陈衍芬院长还利用自己在香港的人缘关系，取得香港数间医疗机构特许，使这些学生到香港继续按期完成实习。

1941 年 12 月日军偷袭美国"珍珠港"，战火燃烧到太平洋沿岸的英美殖民地，香港也被日军占领。陈衍芬院长又为同学辗转到非沦陷区的医校借读而奔忙。这种爱护学生与坚持教育的善举，使光华不少学生在抗战期间完成学业，成为合格的医学人才，获得毕业资格。

为尽量保护教学财产，光华人尽力而为之。广州将沦陷的前夕，医院总务长陈再生组织人力，将医学院重要仪器分装 22 只大木箱，寄存在位于广州市二沙头的珠江颐养院内，委托当时受聘在颐养院工作的德国医生代为照管。

珠江颐养院是广东近代史上第一家医疗康复机构,它由光华医社的倡办人梁培基、左吉帆等人,于 1920 年联合当时的社会名流所创办。它坐落在城郊的二沙岛上,三面环水,绿树成荫,空气清新,景色宜人,极宜康复养息。院内并不设固定医生,进院疗养者可以直接聘请医护人员在院内完成康复治疗工作。广州沦陷后,颐养院停办,只留少数人留守。当时,日军鉴于与德国的盟军关系,没有进驻和捣毁聘有德国医生的颐养院。光华医学院寄存在这里的重要仪器设备,因而得以幸存。1945 年抗日战争结束时,这 22 箱物品就是光华医学院仅存的物资财富。

2. 抗战胜利后,在已成废墟的原校址上重建学校。1945 年 11 月 30 日,修复泰康路旧址的 1、2 楼。12 月 1 日正式恢复门诊,12 月 15 日收治病人。次年 3 月修复泰康路旧址的 3、4 楼,暂作教学用房,招收新生。1946 年 3 月 20 日,举行开学典礼。次日正式开学复课。1946 年夏,开始重建和尚岗校园。1948 年秋,护士学校也在和尚岗复办。

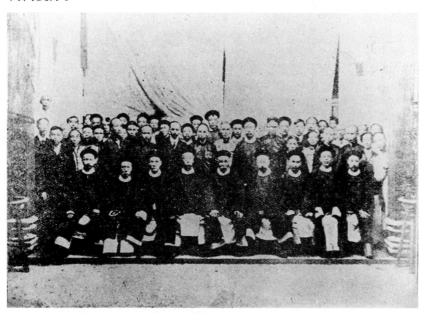

图 2-121 1908 年 11 月 5 日,光华医社正式开幕时
广东省官绅莅临观礼留影

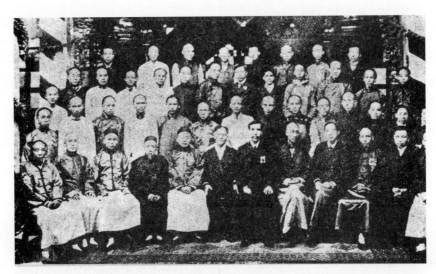

图 2-122　1908 年光华医学堂开课后第一次全体员生合影

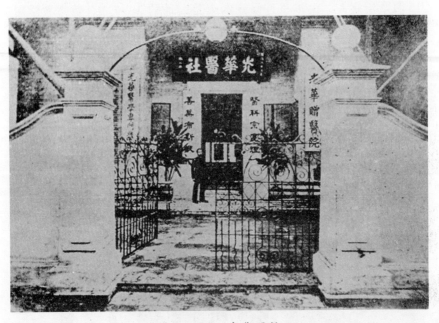

图 2-123　光华医社

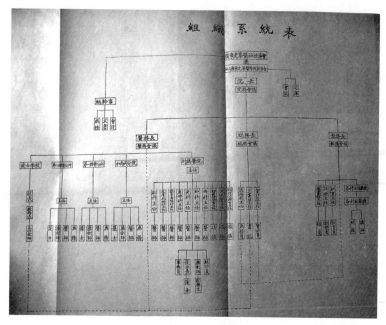

图2-124 广东光华医社兼私立广东光华医学院组织系统

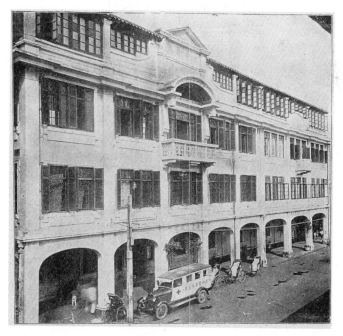

图2-125 在泰康路的光华医学院正面

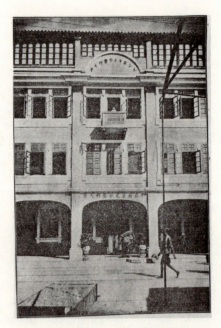

图 2-126　私立广东光华医科大学

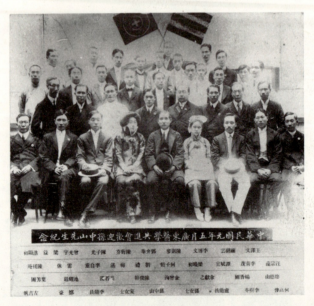

图 2-127　1912年5月12日，广东医学共进会在广州欢迎孙中山先生，郑豪（前排左二）陈垣（后三排左一）参加并合影

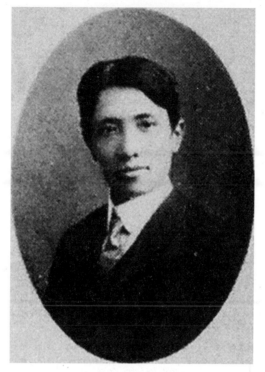

图 2-128 郑豪

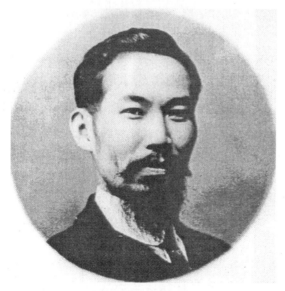

图 2-129 梁培基

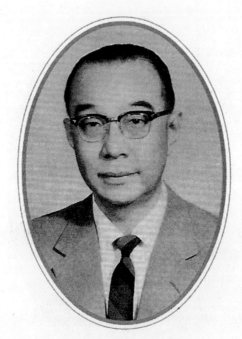

图 2-130　左达明 1931 年秋—1932 年 11 月担任光华医学院第二任院长

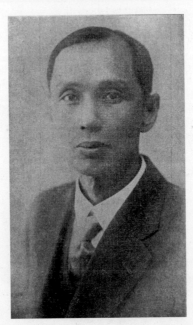

图 2-131　陈衍芬 1932 年 11 月—1945 年 10 月
担任光华医学院第三任院长并兼任光华附属医院院长

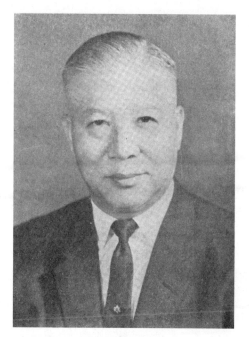

图2-132　张勇斌1946年春—1949年担任光华医学院第四任院长

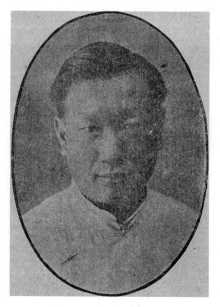

图2-133　黎启康1950年—1954年8月担任广东光华医学院第五任院长并兼光华护士学校校长

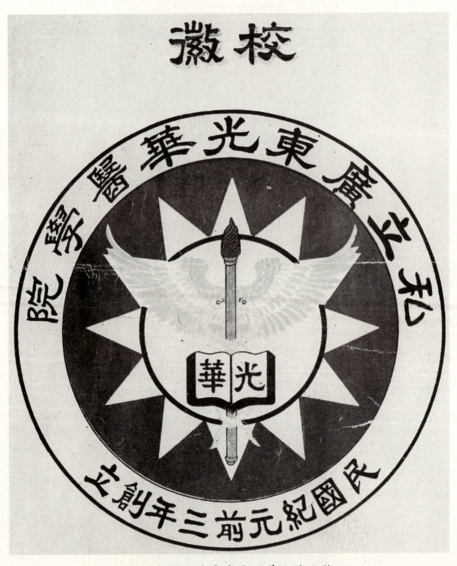

图 2-134　广东光华医学院的院徽

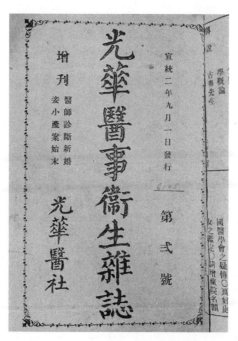

图 2-135　1910年9月《光华医事卫生杂志》

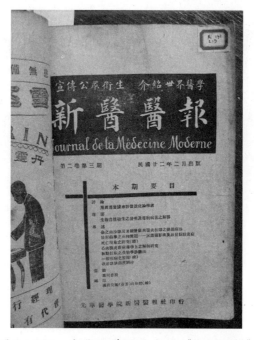

图 2-136　光华医学院主办的《新医医报》

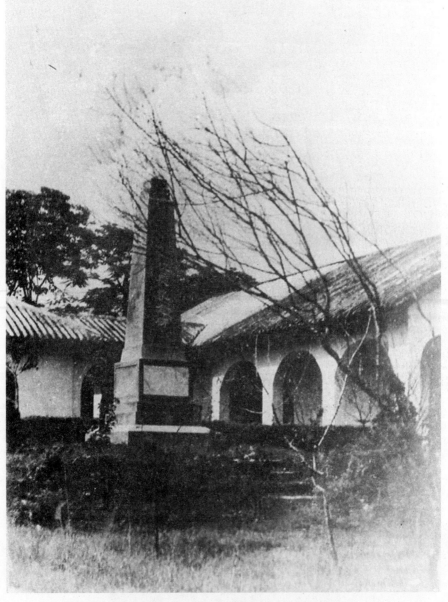

图 2-137 光华医学院和尚岗的校舍及郑豪校长纪念碑

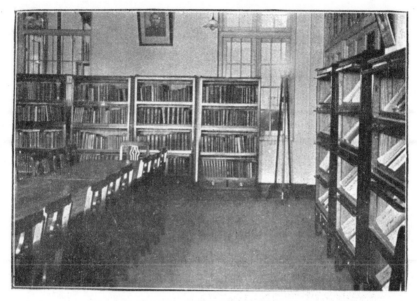

图 2-138　光华医学院图书馆

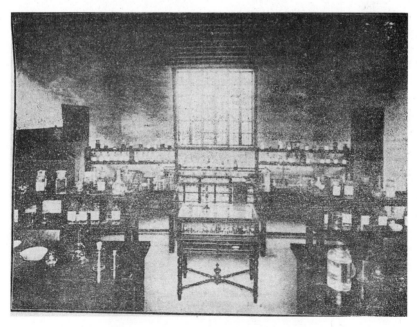

图 2-139　光华医学院化学实验室

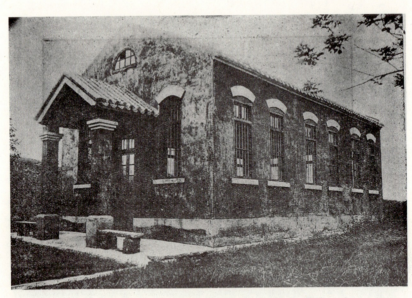

图2-140 光华医学院第二解剖室外景

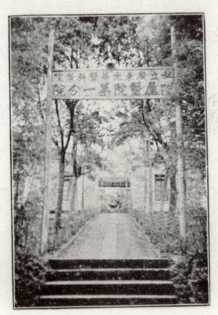

图2-141 光华医学院附属第一分院

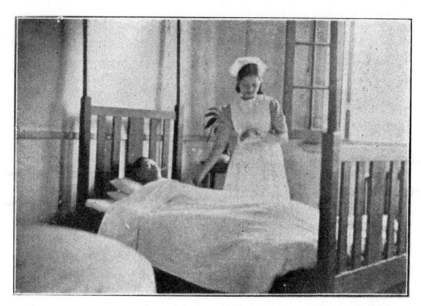

图2-142 光华医学院附属医院病房

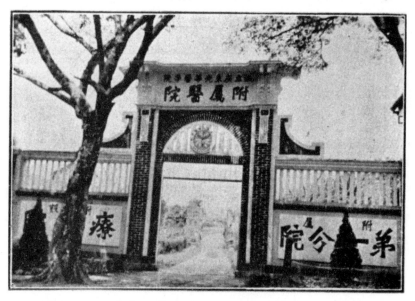

图2-143 光华医学院附属医院附设疗养院东沙路前门

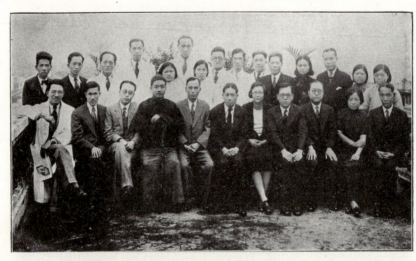

图 2-144　20世纪30年代光华医学院教职员工合影

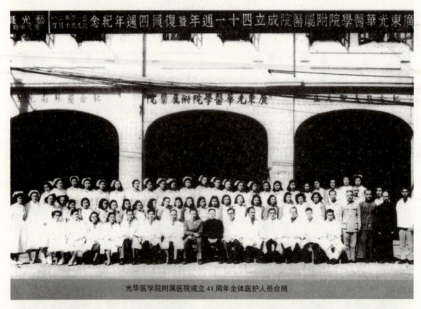

图 2-145　光华医学院附属医院成立41周年全体医护人员合影

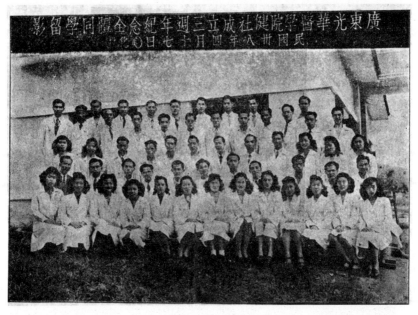

图2-146　广东光华医学院健社成立三周年合影

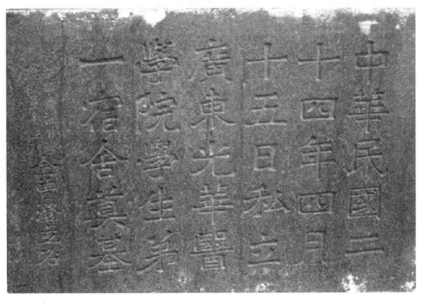

图2-147　1935年4月光华医学院学生第一宿舍奠基碑

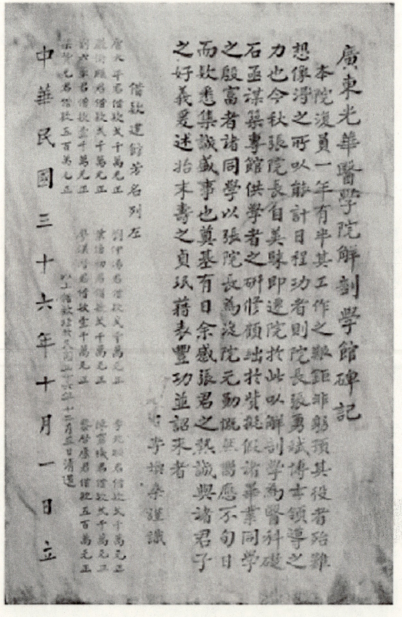

图 2-148 1947 年 10 月立广东光华医学院解剖学馆碑记

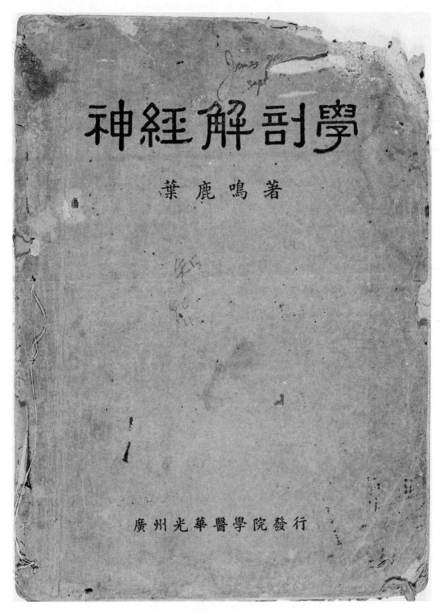

图 2-149　叶鹿鸣著《神经解剖学》

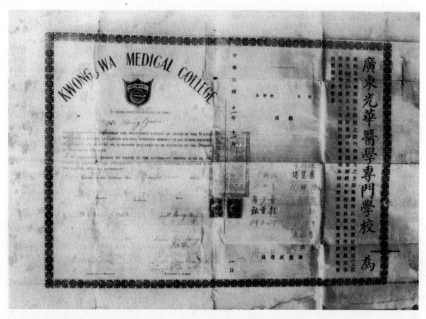

图 2-150　1922 年广东光华医学专门学校的毕业证书

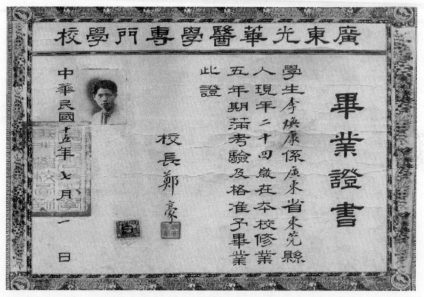

图 2-151　1926 年广东光华医学专门学校毕业证书

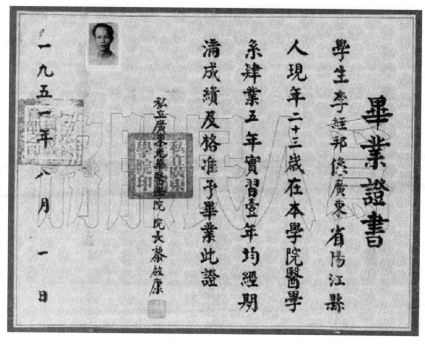

图 2-152　1951 年光华医学院毕业证书

八、中国近代西医的开拓者

在中国近代西医之起源处，亦即中山大学医科的源头，有一批中国近代西医之源的开拓者，也是中山大学医科的开源者。他们创造的传奇、奋行的印迹，汇成中国近代西医与中山大学医科的灿烂开端。

（一）伯驾

伯驾（Peter Parker，1804—1888）于 1804 年出生在美国马萨诸塞州的法明罕（Framingham），原本有两个哥哥，不幸都在婴儿期就夭折，所以只剩下两个姐姐和一个妹妹。童年的生活很单纯，总是在农场、教室与礼拜堂三者之间打转。一家在父母的操持下，过着敬虔、勤劳的生活。

由于他是家中唯一的儿子，必须帮忙农场上的操作，所以对学校的功课较为疏忽，升学的年龄也稍受耽误。当他拖到 23 岁才升入阿美士德学院（Amherst College）时，竟是全校中最年长的一个学生。在这所宗教气氛极为浓厚的学院中学习3年以后，他转入了学术水平较高的耶鲁学院（Yale College）。由于耶鲁学院承认他在阿美士德学院的全部学分，所以他只要再花一年时间即可获得学士学位。

也就是在这一年（1830年），他开始考虑到献身于海外宣道的问题。第二年的四月间，有一位热心推动海外宣道的人士安路福（Rufus Anderson）来到耶鲁主持一连串的聚会，终于促成伯驾的最后决定。由于安路福隶属于全美最早的一个海外宣道团体"美部会"（American Board of Commissioners for Foreign Missions），因此伯驾也将申请书送到那里。

美部会接纳了他，同时建议他再回耶鲁去深造，接受神学与医学的训练。伯驾用3年时间完成4年的医学课程，于1834年3月通过考试，受美部会遣派，乘上一艘愿意免费带他到中国来的船，于6月4日启程，历时4个月抵达澳门，10月6日到广州，后折返澳门，并于12月12日南下新加坡习华文。在新加坡期间，他开一诊所，专为华人治病，从1835年1月到8月治疗1000多例病人。

伯驾于1835年在广州创办的教会医院——"眼科医局"，这是近代中国境内第一所近代化西医院。伯驾的专长本为眼科，所以一开始只看眼科的病，后来应病人的再三要求，也开始为他们看其他的病，从麻风病、象皮病到疝气、肿瘤，无所不诊，终于成为一个"全科大夫"。伯驾尤其在外科方面有建树，在中国近代医学史上留下几个重要的首创纪录：

（1）割除乳癌（1836年）；

（2）割除膀胱结石（1844年）；

（3）使用乙醚麻醉（1847年）与氯仿麻醉（1848年）。

此外，伯驾也以割除肿瘤而著名，例如他的第446号病人就是一个严重的肿瘤患者，从右太阳穴一直向下长到右颊，整个右眼几乎都被遮住了，1835年12月27日伯驾在鸦片镇痛下为这名13岁小女孩施行手术，割除了这颗重达1.25磅重的肿瘤，18天后患者痊愈，从而挽救了她的性命。

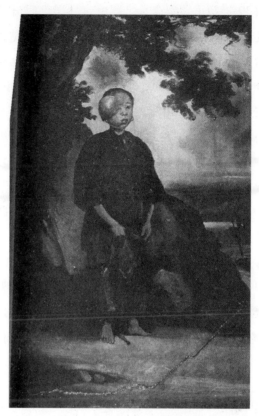

图 2-153 1836 年的 13 岁女病人

总计伯驾在华大约 20 年的行医时期中，他一共看过 5.3 万多个病人。这里面从两广总督耆英到浑身长疮的乞丐，从当地人到外地慕名而来的病人无所不包。

伯驾一直视医疗为布道的方式之一，因此他虽然在医术上日益精进，但他信奉上帝之心并未稍减。在他的日记中，到处都是将某个病人"交在最大的医生（耶稣）手中"，或为某个病人的痊愈而感谢上帝的记载。

为了使医疗宣教的价值更为人们所重视，伯驾在 1838 年会同裨治文（Elijah C. Bridgman）与郭雷枢（Thomas R. Colledge）二人发起组织"中国医学传道会"（Medical Missionary Society in China）。参加成立大会的约有十多人，首次集会时渣甸为主席，1838 年 4 月第二次大会改选郭雷枢为会长，不过郭雷枢不久就离华回英国去了，其会长之职至 1839 年乃止。副会长之职由旗昌洋行职员、历任英美驻广州领事、英美商人、伯驾等人担任。会员每年捐赠慈善款，支持博济医局。伯驾自 1834 年抵广州，至 1857 年返美国，历时 23 载，特别是他 1841 年漫游欧美争取捐助，为传道会做了大量工作。

"中国医药会"虽不如以后的"中国博医会"（China Medical Missionary Association）那样在统一医学译名、推广医学教育等方面卓然有成，却在联系早期的医疗宣教士方面发挥了很大的功能。下面一连串在中国教会史与医学史上都不可缺少的名字，都曾经是"中国医药会"的成员：雒魏林（William Lockhart）、合信（Benjamin Hobson）、麦嘉缔（D. B. McCartee）……

1844 年中国与美国在澳门的望厦缔造了两国间的第一个条约，伯驾担任美国公使顾盛（Caleb Cushing）的译员。这是他参与外交工作的开始。以后他还担任过美国使馆的代办与公使。

1857 年伯驾夫妇回国定居，直到 1888 年逝世再也没有到中国来。

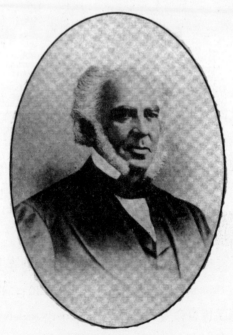

图 2-154　伯　驾

(二) 嘉约翰

嘉约翰（John Glasgow Kerr，1824—1901），1824年11月30日出生于美国俄亥俄州邓肯维尔，从小勤奋好学，16岁考入大学，23岁毕业于费城杰弗逊医学院，当了7年的医生，并加入教会。

1854年5月15日，嘉约翰带着新婚妻子抵达广州。他的妻子金斯伯，因半年的船上颠簸，加上不适应广州的炎热，一年后因病去世。新婚燕尔，妻子亡故，又初到一个完全陌生的国度，使嘉约翰非常哀伤。然而，个人的不幸，所遇的困难都没让嘉约翰放下自己的使命。他料理完妻子的后事，又忍着哀痛忘我地投入到行医传教中去。

1855年，伯驾回美国休养，5月5日嘉约翰受聘接替伯驾，接掌广州眼科医局。

第二次鸦片战争于1856年爆发，眼科医局在战争中被焚毁，夷为平地。在中国与西方列强激烈对抗的时局，身为西方人士的嘉约翰难在中国立足，更别说行医了，妻子去世后，生活无人照顾，加上行医传教生活非常忙碌，嘉约翰身体状况每况愈下，只能于次年返美，入费城杰斐逊医学院进修。在此期间，他未放下在中国从事的事业，在紧张的学习之余四处为重建广州眼科医局筹款，购置了一批医疗器械。

1858年年底，第二次鸦片战争的硝烟尚未散尽，嘉约翰携新夫人再临广州城，再续他在中国近半世纪的行医授业传教生涯。

他因陋就简地在南郊增沙街租下一间店铺，修葺粉刷一下，改做医院用房，此即为博济医院的雏形。1859年1月中旬，医院正式开业，命名为博济医局，他用在美国募集的经费购置了一批医疗器械。医院开办之初，正值鸦片战争战火方熄，中国刚刚经历一场西方列强的侵略，当地从官方到民间对嘉约翰办医院并不欢迎，战前他主管的医院就是被仇恨侵略的当地民众烧毁。所以说，他当时办医院的客观条件很差。医院能生存下来，首先是靠嘉约翰所具有的传教士执著的宗教传道救世精神。由于许多穷人因没钱治病，或是"病急乱投医"的人壮着胆子来试诊，治好了病，名声也传播开来，连富贵人家也上门求医。医院由艰难维持到发展扩大。

博济医院 1859 年 5 月重新开业后的数十年间，医院有不断的改进和发展。医院在广州一带业已产生相当大的影响，医务工作格外繁重，除此之外，还要研究教学、编写教科书、设计和筹划医院将来的发展等等。嘉约翰想使这所广州最早的西医院，成为广州乃至中国教会医院之模范。

嘉约翰认识到必须培养中国人自己的医生。开始，嘉约翰只是由医院招收少数学徒，采用以师带徒这种易为当地人接受的传统授教方式，让他们边学习，边协助医生工作。医院也曾接收具有一定西医知识的开业医生进行培训。到 1866 年，博济医院迁移到新址后，嘉约翰在医院里附设一所学校，这是当时中国唯一的西医学校，也是今天中山大学医科教育的发端。

这所医校成为近代中国最早的医科学校，较大规模地培养医生，嘉约翰本人亲自授课，为中国西医教育体系奠基。到 1870 年，学校的一些学生可以在医院独立施行外科手术，嘉约翰说他们"很快就熟练了手术方面的有关方法，他们可以不需要外国医生就能单独为病人解除痛苦。许多医学校的学生已经取得了当地民众的信任"。1879 年，随着医学教育的发展，医校从博济医院中分离出来，正式更名为"南华医学堂"，在中国最早系统地传播西方现代医学知识，培养出大批医学工作者。这些医学工作者成为开拓中国西医基业的人才。其中很多人有高超医疗技能。他们毕业后多在华南地区活动，直接从事医疗事业或者是在其他医校担任老师，对当地西医传播有很大影响。医学校里还教授一些中医知识。学校最初招收的都是男学生。1879 年该校开始招收女生，这是中国最早招收女学生的医学校，冲破中国落后的传统桎梏对妇女的束缚。这所学校培育出这一时代杰出的人物，如戊戌变法中壮烈殉身的六君子之一康广仁、民主革命领袖孙中山，还有其他的民主革命者，更有中国第一批受西式教育的知识精英。到 1894 年前后，经南华医学堂培养的医生达 200 名左右，绝大多数毕业生后来都能开业行医。

孙中山也曾于 1886 年在嘉约翰开办的医校学医，并利用嘉约翰治校的宽松自由环境，吸收西方先进文化，开展最初的革命活动。

嘉约翰在医务、医学方面的工作成绩颇为突出。他在博济医院先后服务了近半个世纪，在他主持博济医院期间，门诊病人达74万人次，曾为49000多例患者动过外科手术，翻译了34部西医药著作，还培养了150多名西医人才，是为中国第一代西医。

他曾任新教全国性医界团体"中华博医会"首任会长，并创办颇有影响的西医学术刊物《中国博医会报》（中国第一种英文医学杂志，1887年在上海发行）。1865年，嘉约翰和他人一起编辑出版了《广州新报》周刊，分为中文版、日文版、英文版三种形式。这是我国最早的西医期刊，也是我国最早的中、英、日三文期刊，主要内容是介绍西方医学医药知识，并附带刊登一些当时的国内外新闻。1880年，嘉约翰在广州创办《西医新报》，这是一份中文医学杂志，这是我国最早的正规西医期刊。该报在广州街头公开发售，最高发行量曾经达到400份。

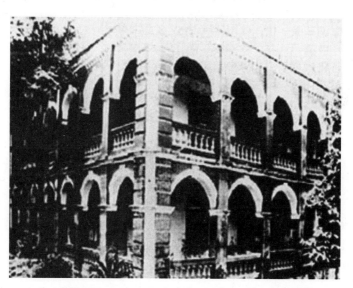

图2-155　嘉约瀚于1898年在广州创办惠爱医院收治精神病人

1898年，嘉约翰于广州市珠江南岸、白鹅潭畔创建中国第一家精神病专科医院，初名"惠爱医院"，设30～40张病床，次年正式收住院病人。嘉约翰辞去博济医院职务，偕夫人搬进医院。他亲自为病人治疗,使不少精神病人治愈出院。传统中国社会,从社会安全与稳定着眼,对精神病人基本是以禁锢方式处置,责任由家庭或宗族承担。精神癫狂者常被家人锁进幽暗房间,经年不见阳光。在清代,家人如不经报官私自打开疯人的锁铐,将会受到严厉处罚。嘉约翰兴办精神病医院,不仅给中国带来治疗一种疾病的方式,还展示了西方重视个人权利、重视个体的观念,将来自西方的人道主义精神、人本主义思想、人权理念引入中国。

清光绪二十五年(1899年),博济医院院长嘉约翰退休,由该院美籍医生关约翰(John M. Swan)接任院长。

1901年8月10日,嘉约翰在中国从事和传播西医学近半个世纪后,因患痢疾在广州去世,为他在中国的行医传教事业鞠躬尽瘁。

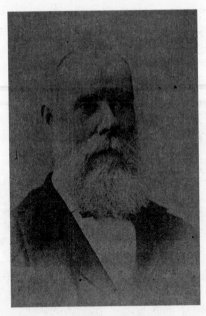

图 2-156　嘉约翰

(三) 黄宽

黄宽(1829—1878)字绰卿,号杰臣,广东省香山县东岸乡人,其长辈多务农,年幼时父母双亡,依靠祖母抚养长大,初进乡村学塾读书,有"神童"之称,后因家境贫困停学。1841年,他来到澳门,在美国教师布朗(Brown)主持下的马礼逊(Marrison)学校学习。1847年与容闳、黄胜一起,跟随布朗夫妇到美国,入读麻省曼松(Manson)学校,得文学士学位。1850年赴英国,进爱丁堡大学专攻医科,获医学士学位。毕业后攻读病理学与解剖学研究生,获医学博士学位,他是中国近代最早赴西方学医的人。1857年,他以伦敦会传教医生身份返国,在香港伦敦会医院任职。1858年,他回到广州,先在广州府学东街开办一所医药局,为病人治病,随后又接办英国人合信医生在广州金利埠创设的惠爱医局。因黄宽是中国医生提供西医服务,加上技术好,远近求医者甚多。在他经营医院的头4个月里就有求诊者3300人。同时,黄宽还带有4名生徒在医院接受培训,中国人教授中国学生学习西医由此开始。西医传播不再为外国传教医生独揽。博济医局新开张后,应嘉约翰之邀,黄宽又在博济医院兼职。

黄宽医术精深,尤为擅长外科,诊断精细,手术水平很高。1860年,他曾施行胚胎截除术(碎胎术),为国内首创。广东地区患膀胱石病人多,嘉约翰时以作截石术闻名,但在他之前,黄宽早已割治过33人。据统计,他做过3 000多次膀胱结石手术。除了主刀行医外,黄宽还积极致力于培养西医人才。后来,他因与医馆管理层意见不合,加上对某教徒的做法不满,于1866年辞去惠爱医馆之职,私人开业。1862年,他被李鸿章聘为首批医官,任职仅半年即辞职,回广州自办诊所。1863年他被聘为中国海关医务处首批医官。1866年博济医院附设医校,他被聘为教员,担任解剖学、生理学、化学和外科、内科的教学。1867年,他曾被委任代理主管博济医院。在此期间,努力整顿医院,还完成多例高难度手术,受到很高赞誉。

嘉约翰由于自身的健康和在美国家属的病人等原因,需要不定期回国,此时医院的管理和医务责任就落到中国医生的身上,中国医生和助手也因此有独立做主的工作机会而有长足进步。当嘉约翰1867年因上述原因回国休假时,全部医疗工作和管理由黄宽及其学生掌管。这期间黄宽主持施行包括17例膀胱结石在内的多种相当困难的外科手术,他的助手则承担所有小型手术和大部分眼科手术。

黄宽不但医术高明,而且医德高尚,为人治病热情感人,深受中外患者信任，他多年患有足疾，有时甚至不能走路，仍经常带病为人治病。1878年10月，当他颈项患疽时，驻华英国领事夫人难产，急求他出诊，家人虽再三劝阻，黄宽坚持出诊，并说："吾疽纵剧，只损一命，妇人难产，必失二命，讵能以爱惜一命而弃二命于不顾耶？"于是他不顾个人安危，径直前往。领事夫人产后平安，他归家后却因疽剧发而故，时年仅50岁。当时前来参加葬礼的中外人士无不为黄宽之死感到哀伤。

黄宽一生忙于临床医疗工作，除医院工作报告和海关医务年刊外，未留下其他著述。他的同学容闳在所著《西学东渐记》一书中评述称："以黄宽之才之学，遂成为好望角以东最负盛名之良外科。继复寓粤，事业益盛，声誉益隆。旅粤西人欢迎黄宽，较之欢迎欧美人士有加，积资益富。"

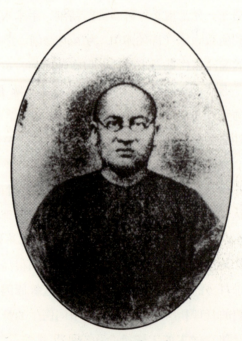

图2-15 黄 宽

（四）关韬

关韬（1818—1874），西方外国人士多称其为关亚杜或关亚土

(Kuan A-To)，其实应为关亚韬，在名前加上"亚"字，是广州人对一般人的普通称呼。关韬出身于广东十三行商业画家的世家，19世纪十三行的文化氛围对他一生有重大的影响。在18、19世纪，中国的瓷器和茶叶在欧美各国极受欢迎。在瓷器和茶叶的包装上，绘有中式的图案或风俗画，为迎合西洋人的爱好，行商要画工将西洋画法移入画中，于是诞生了广州外销画。关韬的叔父关乔昌（啉呱）就是一位名扬海外的外销画家，在十三行建立画室，和来自欧美的外国人有着广泛的接触，会说"广东英语"，闻知伯驾招收学生，便让侄子关韬前往学习西方医学。关乔昌对关韬很关心，特别绘画一幅油画《彼得伯驾医生及其助手像》，其中助手就是关韬。伯驾还请关乔昌帮助制作教学挂图，又请他为100多名有肿瘤突出于体表的患者，对患病部位详细描摹，每张图都有伯驾的详细说明。把某些病人的病状画下来，就成为一幅幅生动的病历资料。1841年伯驾携带这些医学图画回美国陈列展览，事后即分赠给大学或医院。至今仍有110幅图保存下来，其中大部分（86幅）保留在伯驾的母校、美国耶鲁大学医学图书馆（Yale Medical Library），23幅在伦敦盖氏医院的戈登博物馆（Gordon Museum at Guy's Hospital），1幅在波士顿的康特威图书馆（Countway Library）。其中有30多幅是肿瘤患者的画像，看了那些奇形怪状、丑恶狰狞的肿瘤之后，让人看到伯驾施行的医术高明，也为中国近代西方医学传入中国留下历史实证。

关韬这小伙子，在当时的中国真是卓立独行者。他既没有按家传从商或学画，对当时中国知识界热衷的科举之业也不感兴趣，却偏偏对当时中国人轻视、歧视，而且脏、苦、累的西方医学很感兴趣。他聪颖好学，吃苦耐劳，在伯驾教导下，能独立施行常见眼病的手术、腹腔穿刺抽液、拔牙、治疗骨折及脱臼等等，不负叔父的期望。他技术娴熟、精细，每每收到优良疗效，得到中外人士信服、赞誉。医科是一门跨文理的学科，涉及自然科学与社会科学许多科目，西医在当时尤其与西方文化背景紧密相连；支撑西方医学的知识体系与观念系统，完全迥异于中国传统四书五经、八股文章、诗词曲赋。学过医的人都知道，学医苦，单说学制，医科学制就比其他学科长，人家西洋人在西医的祖地学西医，也得熬数载寒窗，关韬居然在不长的时间内以学徒之身将西医技能学到手。

关韬品学兼优，深为伯驾器重，伯驾休假回国，他曾代为主持眼科医局。清咸丰六年（1856年）第二次鸦片战争时，他到福建为清军服务，获赏五品顶戴军衔，是中国第一位西式军医。战争结束后回广州挂牌行医，他良好的医德和精湛的医术很受中国人和外国侨民的欢迎。1866年博济医院广州仁济大街的新院落成后，特请伯驾的传人、中国医生关韬出任医院助理，医院引以为荣。嘉约翰在其院务报告中说："余得关医生为助手，实属幸运。因彼在眼科医院有悠久历史，凡与该院有来往者，莫不知之，以其君子之态度、而具有高明之手术，殊令人钦佩也。"关韬在关乔昌的指引下，自愿随伯驾学医，开中国人师从外国人学习全科西医的先河。他是积极的实践者，以自己的勤奋和才智使西医逐步为中国人接受，促进西医在中国的传播。他为中国第一代西医树立了成功的榜样。

关韬在这所医院工作近20年之久。他于1874年6月逝世，当时被"教会医事学会"称为一个悲伤的事件。在学会36届年会上，郑重地宣布了对他的评价，并在《中国邮政》上刊出。由此可见关亚杜在博济医院的影响。

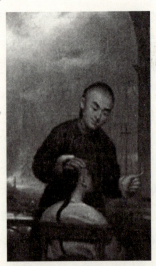

图2-158　关韬在行医

（五）赖马西

赖马西（Mary West Niles，1854—1933），于1854年1月20日出生在美国威斯康星州，她的父亲是当地一位"家庭传教士先驱"。她在那里只生活了5年，小赖马西5岁时，外祖父去世，她的一家迁回纽约的科宁，父亲当了长老会的牧师。1875年，她在21岁时，从艾尔米拉学院毕业。此后3年，她在纽约的公立学校教书，同时也从事传教工作。1878年，她开始在与纽约妇儿诊所有联系的妇女医学院学习，并于1882年从该学院毕业，获得医学博士学位；同期获得艾尔米拉学院的文学硕士学位，1917年又获得法学博士的荣誉学位。

1882年8月，她被长老会海外传教会任命为派往广州的传教医师，斯图本的长老会承揽对她的财政支持。

1882年10月19日，她抵达广州，到创建于1835年的近代中国第一间西医院——博济医院工作。在真光书院开始学习中文，开始了在中国行医传教的历程。1883年，在医院院长嘉约翰赴香港的短暂期间，由赖马西、老谭约瑟医生和韦尔斯（Wales）医生共同管理博济医院。赖马西分管医院的女病区。在当时的中国社会，妇女受传统礼教束缚，避讳与非亲友的男性交往接触，因此女性的"病人们喜欢有跟她们同性别的医生，好处是比较容易使之了解自己的病情。中国上流社会的妇女宁可忍受疾病带来的大量痛苦，而不愿接受现代医学诊断和治疗疾病所需的一切。大多数家庭中女性成员的深深的无知——羞怯和与世隔绝，为这位女医生在中国开启一个无限宽阔的领域。在当时深受传统束缚的中国社会，女医生极为稀缺，从现有资料可知，赖马西是近代广州一带最早出现、受过高等医科训练的女医生，她作为一名女医生起到了男医生所不能起的作用。她到中国后，首先在当时中国医学领域中最缺人才的妇产科施展才华。

就在这一年，由博济医院人员使用器械接生的病例有4起，其中3例就由赖马西施行。其中最成功的一例，产妇开始阵痛仅24小时，孩子就得救。

赖马西除了负责医治医院里的妇女患者，还在广州十三行一座属于长老会的房子里开办了一间诊所,主要诊治妇产科病患。从 1885 年 2 月到 10 月,这间诊所每星期开诊 5 个下午,但是 10 月份以后,每星期只 3 个下午开诊。一个房间专门用作礼拜堂或候诊室。赖马西原以为会有更多的妇女利用这个机会来找女医生看病,不过这间诊所没让她达到所期望的成果,十三行诊所的就诊人数,在诊所存在的三年半时间里一直不多,这是因为当时中国妇女受传统礼教束缚不愿到陌生洋人那里。1888 年 6 月,诊所关闭。不过,她被邀出诊倒是不少,这还是由于当时受着传统礼教束缚的中国妇女不愿在外抛头露面的缘故,但她们对找洋医生求诊还是很迟疑,常常不能及时请洋医生看病。有一名待诊的妇女,在赖马西到达她身边的时候,她已经死了 4 个小时。还有一次,赖马西赶了 60 多公里的路,其中有一段路是坐轿子,但是赶到患者处时病人已经死了。赖马西看到当地不少患者因缺乏医学科学常识而延误了治疗,非常难过,尽可能通过自己的努力救治病人,并在救治过程中,让医学科学常识在当地人中特别是妇女中间传播开去。

当时的广州距鸦片战争后爆发的年代不远,这场战争带来的动荡还在延续,社会并不安定,时有大大小小的动乱与战事,城郊及乡村一带更常有匪盗出没,一个年轻女医生远途出诊相当危险。而且,由于西方列强从鸦片战争开始到当时一直在侵略中国,广州更是一直处于中西交战的前沿并蒙受一次次灾难,当地不少人对西方人士切齿痛恨,因此赖马西不分昼夜远途出诊尤其凶险。然而,赖马西没有因环境危险不出诊,无论阴晴风雨,只要有病人需要出诊,她就出门去。她的工作极端繁重,医院本身人手非常不足,女医生更稀有,她唯有不管白天黑夜地工作。

这时,赖马西已是中国妇产科权威,以她卓越的学术成就,重大的医疗服务成果,以及杰出的献身精神,在中国医学界有举足轻重的影响。她更言传身教,将自己所学及经验传授给中国人,尽最大努力为中国培养出医学专业技能高,有使命感、责任心的医护人员。当然,赖马西这样做也是为了找帮手帮她摆脱医治、出诊,管理事务、后勤,甚至夜里开门都要自己来的困局。她充满赞赏地提到的那位吴夫人，就是博济医科学校的毕业生，这更让赖马西决心培养更多正式学校毕业的高级医疗与护理人才，她尤其着力于对女医护人员的培养。赖马西在嘉约翰开办的附设于博济医院的近代中国第一间西医校——博济医校，主讲《妇科学》和《产科学》，并常年带领女学生进行医学临床实践，积极推广新法接生。这为培养中国女医疗护理人才，推动中国妇产科的学科发展，做出历史贡献。

赖马西在医院工作到1897年再次返美国休假，也许跟她筹办盲童学校有关，她在美国逗留两年，这段时间由富马利代管女病区。赖马西于1899年回中国后，辞去博济医院的工作。

赖马西离开博济医院是为了进入一个更重要的领域。"1889年，人们从垃圾堆里捡到一个流浪儿，送到医院来医治。当救人者发现这女孩失明的双眼没有治愈的希望时，想把孩子送回垃圾堆去，但是赖马西医生说，你把她留在我这里吧。于是盲童学校就这样开办了。"

赖马西回到广州后，很快就雇请了一位丹麦女士奈普鲁（Nyrup）来照料这些失明女孩。一位在巴陵会育婴堂受教育的盲教师被请来教授凸字盲文、音乐、编织等科目。起初赖马西在广州河南租了一幢本地房子做学校，后来迁校到澳门。4年后，奈普鲁因健康原因不得不回美国，盲人学校也就回迁广州。真光书院腾出该校一座楼房的四楼让她们暂住，直到毗邻的能够容纳30名学生的新房子建成使用为止，房子是由抚养人巴勒特（Butler）小姐捐建。赖马西和来探访她的老父亲在1896年从医院迁出来，搬进盲人学校的新楼，以便更好地管理盲人学校。赖马西不在的时候，巴勒特就负责管理学校。1899年她回中国后，就终止了与医院的关系，以便投入全部时间适应学校发展日益增长的需要。这间学校称为明心书院。

"在1912年，警长送来73名盲人歌女，同时每月也送来她们的费用。"当时广州的盲人歌女大都非常悲惨，以卖唱艰难为生，不少人堕入色情行业甚至卖淫，被黑道控制，饱受欺压剥削，也受尽社会冷眼欺侮，到年老无依无靠，晚景极为凄惨。她们的悲惨遭遇，坚定了赖马西无论多么艰难都要把盲人学校办下去的决心。她开办的盲人学校，大量接收盲人歌女、被遗弃或流浪的失明女孩，让她们学到文化和能在社会有尊严地生存的技能。

赖马西原来所学的专业是妇科和产科，原准备终身从事妇女儿童的医疗工作，因此她在盲人教育方面完全空白。但她非常刻苦耐心地自学有关知识，以便能够教育及帮助这些无助的失明女孩。赖马西为编创汉字盲文，自己先学会盲文，然后运用自己掌握的汉语言文字，将盲文译成汉字。虽然，赖马西编创汉字盲文前，已有汉语盲文，但从现有资料中没发现赖马西编创的汉字盲文是受其影响创制。

明心书院是中国最早创建的盲人学校之一。它经过书院创建者与继任负责人的精心完善，成为中国盲人学校的范式之一，亦是在中国社会开展盲人福利事业活动的一次成功示范。明心书院历经困苦，经历停办、迁址、更名以及种种困难，续办至今。

1928年7月，赖马西返回美国退休。1933年1月14日，她在美国加利福尼亚州洛杉矶帕萨迪纳市过世。

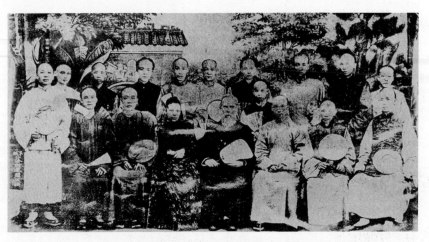

图 2-159　照片中前排左四是赖马西

（六）富马利

富马利（Mary Hannah Fulton，1854—1917）于1854年5月31日出生在美国俄亥俄州阿什兰，曾就读于威斯康星州阿普尔顿的劳伦斯大学，1874年毕业于密歇根州 Hillsdale 学院，1877年获硕士学位，随后任教于印第安纳波利斯的学校。1880年又进入宾夕法尼亚女子医学院学习，获医学博士学位。

1884年，年届30的富马利，受基督教美国长老会差遣，前往中国行医传教，在下半年到达广州。她的兄长富利敦牧师夫妇，作为传教士已经在这里生活了4年。富马利一到广州，就被邀请到博济医院去参与一些重要的外科手术。

来华传教士医师一般都得先学习一下中文，熟习环境，再开展工作，她却在中国不到一年时间就陪着她的兄嫂和他们的小女儿前往广西桂平行医传教。

富马利是发达国家先进医疗条件培养的高级医生，一到当地，却立即自己动手建起简陋甚至有些原始的医疗设施，开展医疗工作。

中法战争开始后，富马利辗转回到广州，于1887年在广州四牌楼和同德街开办了两间诊所。1891年，她又在赖马西医生帮助下，在花地再开了一间诊所。当富马利医生下乡的时候，就由赖马西医生负责管理诊所。富马利医生在1897年接管医院女病区的工作之后，一直在那里工作到1900年，才辞去职务。

富马利任教的博济医校是中国首招女生的医校。1899年，医校女生增至5人。就在这一年，嘉约翰医生在广州芳村着手创办精神病院，医校里的男生都跟随他去了芳村。富马利担起教授5个女生的担子，她带着她们在西关存善大街施医赠药，有空就为她们讲授医学课程。中国的第一间女子医校在此滥觞发端。随着富马利接触到更多的本地妇女，她们"病死事小，看了男医生失节事大"的传统观念既让她深感无奈，又使她越来越感觉到应该有一所妇女医院，也坚定了她办好女医学堂，为更多的中国妇女治病解危的决心。1899年，富马利在广州西关逢源西街尾的长老会一支会礼拜堂创办女子医学堂及附属赠医所。当时，富马利在博济医校的余美德、施梅卿两位医生的协助下开办了女医学校，以富马利的赠医所为实习场地，开设于逢源中约。其学生不到10名，取名"广东女医学堂"。1899年12月12日，女医学堂的赠医所接诊了首例病人，此日亦被看作是医院的首创日。

1900年，北方义和团运动爆发，岭南虽因中国东南地方大员实行东南互保之策而稍安，但难免被动乱波及，富马利师生几人到澳门避乱，这时身体柔弱的富马利正受到哮喘困扰，但并未停止教学。师生在乱世中相互扶助，"广东女医学堂"的落实计划也渐渐清晰。

局势稍定，富马利率学生回到广州。她从各种各样的病人那里总共筹得2500元的款项，在广州城西隅买一块地皮，第一座建筑物于1900年建成，是一座教堂，有一些房间作诊所之用。这座建筑完工之后不久，富利敦回美国时，设法从布鲁克林的拉斐特教堂筹到3000元钱寄来，用作建造一座新的大楼。

"1901年4月23日星期三这个日子，将要作为广州医疗与慈善事业历史上一个喜庆日子被人们长远地记住。这实在是一个新时代的开始，它将会给这个大城市许多代的妇女和儿童带来福祉。"

医院定名柔济妇孺医院，是广东女医学堂的附属医院。初名"道济"，取其"传道，以医济世"之意。后因"道济"二字与"刀仔（小刀）"一词在粤语发音上比较接近，为避忌讳，院方接受清政府驻美公使梁诚先生的提议，将医院更名"柔济"。这名字让当地人听起来更柔和亲切，亦与医院早期专门诊治妇孺患者的属性相吻合。1901年建成第一座医院院舍，有病床12张，收治留医病人。

到1901年，医校有40名学生、2位外国教师和8位中国教师。

1902年，富利敦在美国向印第安纳州的夏葛（E. A. K. Hackett）先生募得捐款4000元，在女医校建新校舍，那座染坊于1902年被购入作为学生宿舍。为纪念捐款者之美德，"广州女子医学堂"改名为"夏葛女子医学校"。也在这一年，端拿（Charles Turner）夫人捐赠了3000元，被用来收购了兵营，并在这里开办了护士学校，定名"端拿护士学校"。后来，柔济医院改名为夏葛医学院附属柔济医院。

夏葛医学院、端拿护士学校和柔济医院的两校一院的完整医科体系成型，组成中国第一个教学医疗科研一体化的女子医学机构，人员8～9人，床位30张，富马利任校院总监，统管两校一院。由富马利出任学院院长及教授。从现有的史料来看，广东女子医学堂是否中国第一间女子医校尚有争议，但从夏葛女子医学校的学制、办学规模、教学方式及完整配套的设施与实习基地上来看，它确是中国有史以来第一所女子高等西医学府。

经过富马利的艰苦经营,护士学校于1904年正式建成,招收了首名学生李凤珍。端拿护士学校学制初定2年,从1915年起改为3年。

富马利继续在国内外募捐,兴建医院校舍,至1905年,已有医校校舍两座,医院病房为马利伯坚纪念堂和麦伟林堂两座。

柔济医院创院之初亦兼具慈善机构性质,主要服务贫穷的女病者,妇产科一直是其强项。1909年,该院就开展了钳助产术、毁胎术、臀位牵引助产术、子宫破裂修补术等。1914年,富马利、夏马大和中国女医生罗秀云一起,为一名患者切除47公斤盆腔肿物,标本被送往南京展览,引起轰动。

1912年5月15日,孙中山亲临夏葛医学院的学生毕业典礼,并视察柔济医院。

富马利担任校长直至1915年。这一年,已过五旬的她离开广州,旅居上海,应中国传教医师协会之请,全职翻译医学书籍,专心从事医学书籍的翻译工作。现在尚不清楚富马利离开夏葛女医的原因,一般推测,她也许只是想要休息,她当助产士的女医学堂诞生后,在她

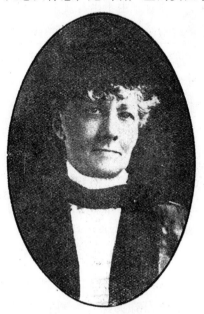

图2-160 富马利

精心经营下成长起来,她也可以放心离开。她一手创建的夏葛医学院、附设医院和护士学校的两校一院体系及相应的教育模式与管理制度,延续下来。

其时,学院的教员里,有8名美国医学博士、1名哲学博士,教学阵容十分强大。夏马大任校院总监兼医院主管,伦嘉列任医校校长,护校仍由李喜怜任校长。

1917年,富马利离开中国,回到美国,1927年1月7日因病辞世。

(七) 关约翰

关约翰在广东乃至中国的近代医学史上,是一个极重要,又是一个极富争议的历史人物。博济医院成为走在当时中国现代化医院最前列,博济医校成为走在当时中国现代医科高校最前列,他起了关键作用。但是,也由于他的缘故,医校停办,医院生存艰难,使广东的医疗与医学教育现代化进程遭受大挫折。

关约翰(John M. Swan, 1860—1919)1860年9月11日出生于俄亥俄州的格拉斯哥。他克服由于出身贫寒及其他困难造成的许多障碍,成为一名医学传教士,并被长老会派往中国。

1885年秋,年轻的关约翰携同新婚妻子乘船到广州,住在近代中国第一间西医院博济医院里,并在医院工作,也在近代中国第一间西医校博济医校内工作。本来照规矩,长老会的每个传教士都要花3年的时间学习中文。这项规定对于传教医生来说,执行起来要比牧师和其他工作人员更困难,关约翰发觉自己也不能例外。第1年的时候,他的语言学习没怎么被打断;但是到第2年,对他的医疗服务的需求大增,开始严重妨碍他的语言学习。随着关约翰医生跟病人讨论病情的能力加强,他发现找他看病的人越来越多。从中也可以看出,他的医疗业务水平的确很高。他在第3年已全身心投入到医疗工作上。

1887年,他在医院被任命为嘉约翰医生的助手,逐渐崭露头角,受到重用。1898年,博济医院建成为近代综合医院,创建博济医校的嘉约翰的医院职责被解除。

当时关约翰比较年轻,更精通新的杀菌理论,而嘉约翰工作方式则比较老式,在手术室里也是采用相对旧式的方法。关约翰的知识结构与专业技能要比嘉约翰更先进。似乎,要把博济医院与博济医校的发展向前推进一步,建成现代化的医院和办成现代化的高等医学院校,还得要靠更年轻、学识结构与专业技能更现代的关约翰来管理。这可能是医院的上一级主管起用关约翰取代嘉约翰的原因。1899年,嘉约翰医生辞去医院和医学会的职务,博济医院和博济医学堂正式交由关约翰主持。他除离职度假外,担任医院院长职务直到1914年。

随着关约翰医生在医院决策上的分量增加,可以看出一些明显变化出现在医院的日常工作、制度建设和设备改善上,医院着眼于更好地适应西医治疗,特别是外科治疗的需要,遵循卫生灭菌的方针。一间从屋顶隔着玻璃照明的手术室建成。手术室的四壁和天花板都刷上油漆,以便经常清洗。施手术的医生和助手的双手都要彻底洗干净,并在防腐溶液中浸泡;使用的器械也经过仔细消毒。这些做法并不是他来医院后的创举,不过的确是他对这些做法重新强调。

当时,医院里受过现代护校训练的护士、中国助手都很少,而且没有受过完整的训练。病人由他们的家庭成员和仆人陪伴到医院来,还带着自己的铺盖和炊具。食物、衣物、额外的卧具和炊具就放在各人的病床下。住院期间,病人的饮食、护理、甚至常常连服药的管理,都由他们的未经训练家人负责。这样,在公共病房,甚至在有些人住得起的私人病房,不可能保持秩序、安静和清洁。这一状况是住院治疗初创时期不可避免的遗留状态,当时让病人带随从人员,才能使他们住下来。关约翰改进了这方面的问题。

关约翰接受医学训练的时代,在西医学校中正开始强调细菌在传染疾病中的作用及严格的消毒和卫生的必要性,亲自动手改善医院环境。关约翰对医院的日常管理一直没有中断,还对将近3万人次求医者即时给予回应,11座楼房及相连房屋的维护、修葺和清洁,以及大量补给物资的供应,全都在极其节约地进行,并且接受主管医生的亲自监督。这显示了关约翰在管理上的非凡魄力、巨细皆顾的精细和仿佛用之不尽的精力。到 1907 年，关约翰已经全面负责医院的管理。

关约翰的性格相当复杂，他崇尚效率至上的信念。他监管了他那个时期的大量建筑，完成得又好又节约。他是一位非常认真、能力很强的内科医生，也是一位技能高超的外科医生。他还能鼓舞病人的信心，赢得病人的尊敬。他和夫人曾护理病人度过危险的伤寒病难关，有着忘我的工作热情。

但是，就在他卓有成就之时，他的性格缺陷也暴露出来。连赞赏他的人赞赏之余也认为："总之，关约翰医生就是能量。许多时候他的急躁和粗暴给了中国人一个错误的印象。他极富同情心，工作仔细，精益求精。他除了在当时广州唯一的医院里的专业职责之外，还要为两家医院和一所医学院募捐。他虽然活动很多，但总是能抽出时间亲切接待乡间来的医生同行们；我们这些在乡村开分院的医生都非常感激他的指点、他的同情和鼓励的话语。由于跟他的家庭一起生活，我知道他是一个一丝不苟的宗教徒。大清早就做礼拜，一手拿着咖啡杯，一手拿着圣经，就这样开始一个繁忙的日子。住院的病人听了他令人欢快的话语，常常也开怀一笑。很明显，关约翰医生除了医院的工作之外，别无所求。"

关约翰长期艰苦卓绝的工作，使博济医院及其附设医校在 19 世纪 90 年代后期和 20 世纪初的中外声誉隆著。

"关约翰医生对乡村分院，不管属于什么教会和教派，都非常关注。他帮新的医生买药，多年来帮他们从医院的仓库挑选药物、包装。……阳江、连州、逗口，可能还有梧州和江门的医院，就是这样建立起来的。"在关约翰关照下，广东至桂东的医院网络初步建立起来。他为岭南医疗卫生发展作出贡献。

"他在医学上有极高地位。除了到城乡各地出诊，或者为了非常成功地募集捐款之外，他很少离开医院。"

关约翰忠实地恪尽医生及医院院长的职守。"关约翰医生为 1911 年革命中负伤的士兵医治，他命令在医院服务的所有医生留下来，因为如果有伤员到的话，必须立即手术。我当时是关约翰医生的助手，也是唯一的女医生；我们非常忙，能够听到广州城里战斗的枪声。他走到我身边说,'林医生,不用怕,如果战斗打到这边来的话,我带你到美国军舰上去。'……关约翰医生亲自巡夜,发现有人疼痛就给他药物,使之解痛并入睡。"

关约翰在医院的所有日子里,一直不倦地开展华人医生和护士的教育工作。他到医院前,这里已有一所学校,但在他眼中,它还不是现代化医科高校,这是由于缺乏足够的人员和足够的设备,还由于学生在学医前没有接受过合适的教育。他决心对医校实施现代化改革。

在关约翰领导博济医院及其医校期间,医院与医校发生重大变化。其中最重要的是使医校成为国内一流国际知名的高等医学院校。

医院在关约翰领导下成为一个现代化医疗机构。首先是医院物质上及管理上的现代化,其进步特别表现在设施设备及其管理的改善上。1901年安装了电灯,极大便利了工作。1903年开凿1口新水井,为医院用水提供充足水源;到1908年,更连接上了城市的新供水系统。1903年建立了一个存放所有东西的储藏室,发放东西要凭医生签字的指令。"实行这一制度在相当程度上节约了日常开支,使医院的被服和一般物资在储存和管理上便利了许多。"1903年购买了第一台性能可靠的消毒器。1905年,首次要求住私家病房的病人吃医院厨房的伙食,伙食费是每天1角5分。1909年之前没有蒸汽锅炉,这一年有中国朋友捐赠了一台,以便提供"杀菌和厨房的需要,同时大量供应一般用途的热水",不过锅炉多年没有安装。1914年安装了现代化的管道系统,手术室装备了全套消毒设施,建造了8间新浴室。1901年建造了一座3层的新楼,供医院助手使用。"他们搬出医院主楼,可以腾出六间房间,增加到私人病房区供出租。"1909年在医院的江滨花园建造了一座3室的平房,作为护士长英格斯(Ings)夫人的住所。1910年,医生住宅经改建,分成3个独立单元。医院设备之所以能得到扩充和改善,都是由于有中国人的特别捐赠,包括一个坚固的铁门框和入口、一个3楼大平台、整个覆盖1座主楼、价值4000元以上的扩充地皮。医学院的院址和用于创办医学院的18000元专项捐款,几乎全都是来自中国人的特别捐赠。

医院还实现管理制度与工作规范的现代化。当一个医生除了自己的专业职责之外还要管相当多的其他事情，要料理本该交给医院伙食管理员的事务，甚至房屋的建筑和维修也要由自己担任建筑师和承建商，那就再也没有什么时间能顾及别的事情。关约翰通过一系列管理改革，使医院管理达至现代专业化管理规范。

为了控制流向医院门诊的人流，1901年增加星期三为门诊日。

关约翰夫人接管了前面提到的一直处于不合格状态的医院厨房，有一位郭太太在协助她。1908年的医院报告热情赞扬了她们的工作。病人每人每天付1角5分钱，就可以得到"改进了的服务和丰富的伙食。供应的食物合乎卫生，还供应额外的中午餐。这个部门的所有费用，包括食物补给和厨房设备等等，都来自病人缴纳的食宿费；而在12月31日，这个部门的现金信贷余额有1345.31元。这是高效能管理与监督的成果。"同年，威尔森（A. G. Wilson）先生被任命为业务经理，使医生可以从设备和财政的琐事中解脱出来。

一个使医疗工作专业化的固定方案付诸实行。1906年，对医院制度的进一步修订，医院内医疗工作的调度不再由全体医务人员决定，而是交还给管理委员会。医院制度的现代化深层改革最后完成。第二年，达保罗医生和博伊德医生被他们的教会从医院撤出，关约翰成了唯一的外国医生，掌管医院事务。

在关约翰带领下，医院的医疗成果累累，这些成果在当时中国大都具开创性。他在力所能及的范围内，为当地人除病去疾、救死扶伤，使广东医疗卫生水平提高到新的高度。

医院当时承担着粤汉铁路员工的医疗服务。虽然在1905年，建设停顿了一段时间，但在1908年还是分设出一个专门的铁路事故病区。医院的医生每周两次到广州武备学堂，直到1905年该校聘请了日本医生为止。

由于关约翰不懈的努力，博济医院在他主管医院时期发生了重大变化，医疗与管理的水平均居全国领先行列。博济医院以崭新现代化医院面貌出现在中国。

在关约翰的领导下，博济医校建成为现代化正规高等医科院校，建有独立校舍。新校舍于1902年建成，为广州当时的新式楼宇。

1904年9月,博济医学堂改称南华医学堂,正式在博济医院挂牌。南华医学堂是中国近代最早开办的1所西医高等院校,清光绪三十三年(1907年)有外籍教师7人,中国教师6人,在校肄业学生达50人。

在关约翰掌管博济医院的时代,医院常被称为"关约翰医生的医院"这有利关约翰施展自己的理念,实施对医院与医校的一系列关键性改革,对医院与医校能达到现代化的发展水平有决定性意义。但这也造成关约翰大权独揽,使他能够在管理上专断独行,最后铸成医院与医校的悲剧结局。

博济医院后来陷入困境,也许与嘉约翰和关约翰两人无法合作,医院欠缺像嘉约翰那样润滑调和关系的人有关。

首先,嘉约翰和关约翰之间对中国人态度上分歧很大,两人对"擅自占地者"权利问题有不同意见,这是他们之间的许多分歧之一。这实质是对中国老百姓的态度问题,关约翰不认可嘉约翰对中国下层民众的同情与怀柔的态度,而是抱着受殖民主义影响的高高在上的对中国人态度。两人已经无法一起工作。与医院内外中外各界关系良好的嘉约翰医生,于1899年辞去医院的职务,让关约翰继续管理。关约翰无疑具有把博济医院与博济医校建成现代化的医院与医校的学识结构与专业水平。然而,要管理好一家医院与一所高校,管理者毕竟不能仅靠技术水平与业务水平之强,还得有领导协调水平、待人接物的本领,在当时历史背景独特的中国,还得有与中国各界搞好关系的能耐,有了解并顺应中国变化大势的能力,而关约翰没这些本事。

关约翰热切希望能更直接地宣讲福音,更有效地对病人施加只有一个传教医师才能施加的影响。宗教虔诚是他事业取得重大成就的动力,他是真心诚意为了帮助病人解除病痛而向病患者宣教。但是,一旦他将自己的信仰以强力推行给中国人时,性质就变了,这是他最后失败的原因。"每个星期天晚上7点到9点,关约翰医生夫妇都会邀请朋友们聚集到医院的会议室,请传教师来宣讲福音。……关约翰医生亲自巡夜,发现有人疼痛就给他药物,使之解痛并入睡。但是在病人入睡之前,他教他们怎样祈祷"。作为一个医务工作者,利用病人最痛苦、最虚弱、最需要帮助之时，让患者接受一种信仰，是有悖医德的，后来也激起医院外人士与医院内部分医务工作者及博济医校学生的不满，酿成事变，导致医校停办，医院运转困难。

关约翰是一位耐心细致的好医生。他一身兼任内外科医生、院长、业务经理、出纳员和苦力领班。他富有为医学传教事业献身精神，埋头苦干，不图名，不图利，而且才华横溢。但是他不善于分权给别人，而是坚持事必躬亲，监督一切。他的同事们，都是一些非常能干的人，对他的专权都有不满，觉得工作没法做下去。外国员工们感到跟关约翰合作非常困难，以致所有人都辞了职，从医院到学院竟没有一个人留下来。中国医护人员更受不了他。随着人们一个个离开，管理委员会开始认识到，医院医校要生存下去就不能再由他唱独角戏。但为时已晚，医校停办，医院最终也难免停办，已成定局。

在1907年，达保罗医生和博伊德医生退出，而在1909年长老会又撤出了对关约翰的财政支持。

关约翰的晚年正逢中国发生翻天覆地转变的大时代，中华民族在列强屈辱压迫中奋起斗争，中国的民族主义激情澎湃而起，在外国人一统天下的西医领域，中国人也开始争取应有的权力。中国人在医院和医学堂与管理层也发生摩擦。关约翰对此表现出唯我独尊并轻视中国人的优越感、绝不退让的偏执，使得摩擦激化成不可调和的对抗。

关约翰的失败，首先在医校开始。1909年春，由于当时博济医学堂的学生反对学堂不合理的措施，举行罢课。学堂的负责人关约翰专横地镇压学潮，开除学生冯膺汉、徐甘澍、方有遵等人。学生坚持不复课。他就极不负责任地将学校停办。博济医院可说是中国现代化医学教育之母，从这中国西医的殿堂走出中国最早接受现代化系统训练的医生，西方先进的科学文化最先于此系统地传入中国，现在它的医学院却不得不关闭了。

关约翰最后在博济医院成了孤家寡人。1914年1月，关约翰向医学会递交了辞呈，辞职被接受，他在5月离开了医院。不过他并没有离开广州，更是在城东郊区建造了一间私人医院，在那里行医到1919年。同年，他返回美国的时候因被一辆汽车撞倒而去世。

关约翰的中国事业的失败,不仅是他个人的失败及一间医院和一间医校的失败,而是广东医疗卫生事业和医学教育事业现代化进程的重大挫折与大灾难。医校停办,医院发展倒退,进而使广东的医疗事业与医学教育事业大倒退进入历史"黑暗"时期,走在全国最先进行列的广东医疗及医学教育,向后倒退,恰又遇上广东社会动荡时期,在多年后广东的医疗及医学教育才得以恢复正常水平。这是广东医学教育事业的重大损失。

博济医校停办后,医校未毕业的在校学生面临失学,便组织起来,奔走吁请广州绅商和各界人士相助创办了广东公医学堂,让面临失学的学生就学。延至30年代中期,医校才以岭南大学医学院名义复办。

博济医院也让关约翰折腾得奄奄一息,错过发展的最佳时机。到医院缓过气来时,美国及世界经济危机爆发,教会无力向医院投入资金,广州又处于当时中国的革命中心,思潮激荡、社会动荡、政情变幻、沙基惨案、省港大罢工及各种动乱战事接连而起。医院一度停业。

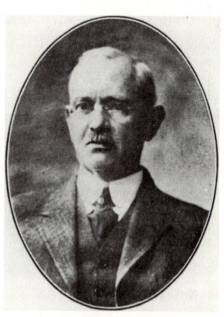

图 2-161　关约翰

（八）达保罗

美国医学博士达保罗（Paul J. Todd, 1874—1939），于 1902 年来到中国广州。他到广州后，先在近代中国第一间西医院——博济医院当医生。当时，曾任广州博济医院院长，该医院也是近代中国第一间西医学府——博济医院附设学堂的创立者嘉约翰医生（John G. Kerr）于 1900 年退休。广州医药传道会任命该院外科医生关约翰（John M. Swan）继任院长。关约翰是位出色医生，对将医校建成当时中国一流的医科高校颇有贡献，但行事专断偏执，漠视当时中国正在高涨的民族爱国意识、民主思潮和变革运动，导致医院内风潮迭起，中外医生纷纷离开，另谋发展。

达保罗性情温和，与中国医生的关系良好，与关约翰配合也算默契。对当时巨变时代中各种倾向的学生，都悉心施教，又尽力关照。1905 年，关约翰和家人回美国度假，直到 1906 年秋天，达保罗任博济医院代理院长。

随着中国政治形势激进变化，更加上西方各国在 20 世纪 30 年代前后遭受经济危机，博济医院及博济医校受巨大冲击，维持难以为继，博济医院及博济医校都曾停办。达保罗以其机敏灵变，应对时代巨变。

1909 年春，由于当时美国教会办的博济医学堂的学生反对学堂不合理的措施，举行罢课。学堂的美籍负责人关约翰施以高压手段，开除学生冯膺汉、徐甘澍、方有遵等人。学生坚持不复课，他就将学堂停办。未毕业的在校学生面临失学，便组织起来，吁请广州绅商和各界人士相助，清末广东知名人士潘佩如、钟宰荃、李煜堂、黄砥江、李树芬、赵秀石等四十余人，捐募资金，创办公医医学专门学校。

达保罗在此事上，与他的同胞同事关约翰有截然相反的态度与政治面目。他与潘佩如、钟宰荃、赵秀石、江孔殷等人，及广州西医名医 40 余人（大部分为博济医院毕业生），在 1909 年创建广东公医专门学校，简称"公医"，即"公众医学"的意思，属私立学校。

1910年春，公医筹募到一笔巨款后，便购置长堤天海楼，兴建医院，将公医医学专门学校迁移到天海楼右邻新租赁的属基督教自理会的房屋，并推举潘佩如为学校监督兼代校长，正式聘达保罗任附设医院院长。达保罗正式任职时间为1910年10月至1925年6月。他在公医艰难的初创时期任职多年，与其他公医创立者一道，筚路蓝缕，殚精竭虑，奠定后来公医成为中国最著名医学院校之一的基业。他在医院初创期经费欠缺、设备不足的条件下，支撑维持医院运作，并为日后的大发展打下坚实基础。包括达保罗在内的有英美医学背景的公医初创者，开创了医校医院的英美医学流派之风。

　　1912年，达保罗离开博济医院，自设诊所，并继续主持公医附属医院。达保罗的妻子是英国人，名为薛氏（译音），人称达师奶（广府话达夫人的意思），职业是护士，任公医附属护校校长，并兼任中华护士学会主任。

　　1926年，私立"公医"出现财政困难并拖欠员工薪酬。学校申请美国石油财团洛克非勒基金资助。在大革命浪潮中，特别在1925年6月23日广州沙基惨案后，广州学界反英美情绪特别高涨。公医学生反对洛克非勒基金资助学校，并游行示威，刊登报纸，要求政府接管公医。学潮的矛头不可避免触及身处公医管理层的美国人达保罗身上。1926年6月29日，经临时代理大元帅胡汉民批准，政府接管公医，并入政府所办广东大学，成为广东大学医科。位于长堤的私立公医医院（旧院）停办。同年，为纪念孙中山，广东大学改名为国立中山大学，广东大学医科改名为中山大学医科，后改称中山大学医学院，地址仍在东山百子岗，附设第一、第二医院，其中附属第一医院为新建。达保罗也辞职离开了倾注他不少心血的，在风风雨雨中诞生成长的学校和医院。他主创的医院至今仍是广东规模最大，同时也是华南最大规模、国内综合实力最高的医院之一。其后，虽然包括达保罗在内的有英美医学背景的公医创始人从管理层退场，德国医学人士登场，但英美医风仍作为院校文化底蕴的一部分保留了下来。

　　达保罗离开公医后，凭借在广州著名医院行医与管理多年的经验和在公医建立的威信与人脉关系，自己开设诊所，挂牌行医。他约于

1928年在惠福西路开设达保罗医院，该院附设在博济医院所办医学校毕业的谢爱琼创办的妇孺医院内。1931年7月，达保罗医院迁至官禄路。

1929年至1930年，达保罗重回博济医院工作并任院长。1930年，美国长老会因美国经济危机，将博济医院移交岭南大学。

1937年，抗日战争爆发。抗战期间，达保罗亲率医护人员赴上海前线救治伤兵。1938年，广州沦陷，达保罗继续经营医院。达保罗夫妇认为自己是美国外籍人士，属中立医务人员，因而留守医院，照常开业，各医生护士等均照旧留院工作。当时因达保罗医院属外国人医院，没有日军骚扰，又不受轰炸，住院亦较安全，故能维持，但正值战乱，医院业务明显下滑。

1939年，年过六旬的达保罗在战乱中因病去世。

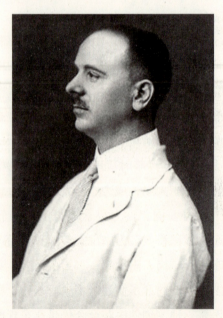

图2-162　达保罗

（九）郑豪

郑豪（1878—1942）于1878年出生在广东香山县（现中山市）乌石村，父母是贫苦农民，生活贫困。郑豪有一个叔叔名叫郑电生，从小就跟随担任清朝领事馆秘书的父亲到了檀香山。郑电生担保了郑豪的堂弟郑旭到檀香山工作。郑豪也希望一同前往，但是，他没钱买船票，也没有护照。小郑豪偷偷溜进即将开往美国的海洋号蒸汽船，途中被发现，他被扔到抵达的第一块陆地——火奴鲁鲁。

郑豪只能在当地打工谋生，工作之余，在夜校进修。

1900年6月30日，夏威夷成为美国的领土。同年7月，郑豪离开希炉，赴旧金山学医。在离开希炉之前，于7月2日，他聘任史密斯律师，授权给郑旭、郑仲为法律代理人，照看他在希炉的产业。

1903年，孙中山先生路经美国夏威夷，停留期间，他重整了1894年在夏威夷创办的兴中会，以"驱除鞑虏，恢复中华，创立民国，平均地权"为纲领，成立了中华革命军。孙中山的同乡、当时25岁的在美国求学的郑豪，正在希炉休寒假，他结识了孙中山，并与堂弟郑旭以及其他15人，成为孙中山先生倡导的"三民主义"的坚定追随者，秘密加入中华革命军，成为这个革命团体的始创成员。

1904年，也是郑豪在夏威夷秘密参加中华革命军的第二年，他从美国三藩市内外科医学院毕业，是该校首位华人毕业生，并在加州考取行医执照。据1904年8月8日美国加州旧金山记事报的报道，他作为美西第一大城市的第一位华人西医，接受报纸记者采访，并明确表示：自己不会在美国行医，要回到自己出生的地方，为自己的同胞服务，去医治他们的疾病，传授先进的文化，提高他们的精神品质。1905年，他归国践行自己终其一生不倦的理想追求，就是科学救国。作为首个千辛万苦去美国艰辛求学，靠打工供读考取当地西医牌照的华人，郑豪本可以过着当地华人少有的优裕生活，然而他却毅然决然地回到辛亥革命前夜的祖国。除了追求科学救国的理想，也许是由于他参加了孙中山领导的中华革命军，负有革命使命而归国。

郑豪博士1905年从美国学成回国后，落脚在中国民主革命的策源地广州，并在广东陆军军医学堂任总教习职务，开始以西医教育实现他"科学救国"之梦。

1907年冬，英国人经营的来往于广东与香港之间的佛山轮船上，发生了一起英属印度警察踢死中国工人的命案。死者家属与民众要求讨回公道，无能的清政府不仅不能为民众主持公道，反而压制民愤，赤（红）十字会医生对死者遗体作详细检查，证实是受伤致死，但洋医"检验"后却称是心脏病致死。惧怕洋人的清政府却没有让凶手受到惩办。

"佛山轮命案"犹如一条导火索，引发当地民众长期饱受外强欺辱而积聚的民族激愤。广州医药界和商业各界一批爱国人士行动起来，"佛山轮命案"也把郑豪和民间的爱国医药工商界名士联系在一起，为夺回医权而积极倡办医社。

1907年年底，医学界陈子光、梁培基、郑豪、左吉帆、刘子威、陈则参、叶芳圃、王泽民、池耀庭、伍汉持、苏道明、刘禄衡、高约翰、黄萼廷等；工商界人士包括沈子钧、邓亮之、游星伯、冯伯高、金小溪、罗炳常、邓肇初、梁恪臣、左斗山、梁庭萱、梁晓初、谭彬宜等人，为了在医权上维护民族尊严的共同宗旨，集合在广州天平街刘子威牙医馆，共同商议用民间的资源和力量创办西医学校的大计。他们要做的事情，是在中国历史上独具开创性的事业——中国老百姓自办西医教育和西医医院。

光华医社，很快就有435人参加。众人捐钱垫款，定购位于广州五仙门内关步前麦氏的七间大屋，为办校建院之地。

1908年年初，广东光华医社章程面世。它的首条昭示：光华医社的宗旨是由"人民组织，办理医院以救济民疾，办理医校以培育医材"，定名为广东光华医社。大家推荐梁培基为医社的社长；同时公推郑豪博士担任光华医社主办的西医学校首任校长。郑豪欣然接受医社的推举，义务任职21年间，主持校政，培育医材，却从未支取薪酬，直到1929年因患肝病才卸任。

1908年春，广东光华医学堂创立，3月正式成立，中国第一间"民办自教"的西医学校开学。它从开始的那天起，完全按照西医教学模式进行，学制4年，不同的是由中国教员采用中文课本授课。课本"由热心人士翻译后自行编印"。光华医社成立后，因当时经费有限，虽已由郑博士为校长，并由一批热心医学人士义务担任教授，但仍是缺人。郑校长以身兼广东陆军医学堂总教习职，为求专责管理起见，经董事会商得陈衍芬医生同意，毅然辞去香港那打素医院及何妙龄医院两院主任医生之职，返穗主持医学校教务兼任医院院长。

光华医学校1912年更名私立广东光华医学专门学校。1921年，在广州大东门外和尚岗扩建新校和医院，同年学制改为5年。1928年曾改名为私立广东光华医科大学。1929年，南京国民政府正式核准该校立案命名为私立广东光华医学院，学制6年。

郑豪并没有把医校建造成不问世事社情的象牙塔，而是让学人在此呼吸时代风气，培养有社会责任感、爱国的英才。1912年2月，孙中山辞去临时大总统职务，同年5月回到他最先发动革命的广州，以光华医社的倡办人为主组成的拥戴孙中山民主主义革命立场的广东医学共进会，组织队伍迎接孙中山。

正在光华医学院日臻完善，医学教育、医疗卫生、医学科研工作蒸蒸日上之际，中日战争全面爆发。光华医学院停办。

在民族的大灾难中，郑豪一家也与中国广大人民一道在战乱中辗转流离，艰辛备尝。郑豪一家最后流离转徙到广西。1942年，郑豪因缺乏医药病逝于广西贵县，享年65年。

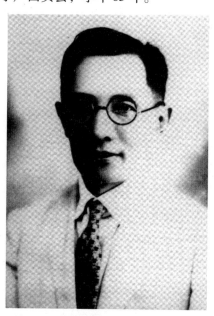

图2-163 郑 豪

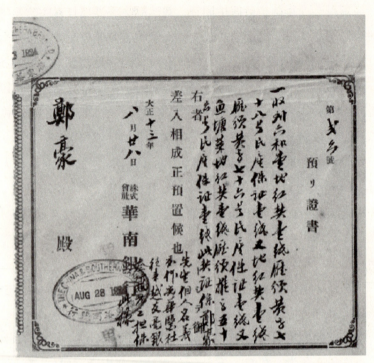

图 2-164 郑豪抵押家产筹措光华办学经费的银行凭据

（十）梁培基

梁培基（1875—1947），于 1875 年生于广州河南一个木船作坊主家庭，取名梁斌，字慎余，籍贯广东顺德，为一代名医、著名制药商。他发起创办光华医社、光华医学堂。他曾冒极大风险出头为广州起义牺牲的革命党人收葬。他行医济世，倾财助人，有福利家之风，又长袖善舞。他发明治疗当时华南流行疟疾的"梁培基发冷丸"，开广州制药业中西药结合之先河。他开发疗养院，还开办其他企业，成为民族工业巨子与文教卫生事业家。

梁斌偏偏对造船了无兴趣，也没走传统科举的路。梁父失望之余，把他安排到友人所开的商店当学徒，但梁斌仍无兴趣，不久便辞退回家。恰在这时，梁父一位好友给梁斌出主意，何不到外国教会开办的博济医院学医，早对西学有兴趣的梁斌立刻心动，决心进校入读。但母亲何氏却死活不放儿子去，她深信当时民间的传说：那些

"红毛绿眼鬼"会勾魂摄魄的邪术，唯恐刚20岁的宝贝儿子被害，轻则迷失本性，忘了祖宗家人，丢了人伦，重则魂都没了。可梁斌铁了心要走西学的路，好在父亲开明，允许他挑一条适合自己发展的路。梁母见一家之主的丈夫已答应，虽一百个不愿意，也只能勉强答允，但一定要儿子改名"培基"，取培本固基之意，警戒别忘了根本，还有以名保身的意思。1894年，梁斌改名梁培基进入外国教会开办的博济医学堂就读。

梁培基从医校毕业后，以学业优秀留校任助理教师，不久兼任刚成立的广东夏葛女子医科学校药物学教师，同时自办诊所，成为一位现代职业医生。

梁培基所在年代，正值华南地区疟疾连年流行，当地人闻之色变，广东民间称疟疾为"发冷"，梁培基运用自身的学识与才能，创制出一种治疗疟疾的药物，命名为"梁培基发冷丸"投放市场，并运用广告等现代营销手段推销。成为巨富，但他始终没有扔下医生这行当，坚守治病救人的天职。

梁培基在环境幽雅的广州二沙岛，仿照日本"旅馆医院"的模式，创办广东首家"旅馆医院"——珠江颐养园留医。开发广东从化温泉，为日后的疗养场所提供了基础。

1907年11月29日，一艘由英国商人经营，往返于广州香港之间的轮船佛山号，发生一宗华人乘客被收票的英属印度警察奴路夏踢死的命案，人证物证俱全，最后却以洋医德温朴的诊断——死者在香港上船时已患症病危为理据，让凶手逍遥法外，激起中国人的强烈公愤。该年12月15日，广东医、学、商、绅等各界人士如天津卫生局医官暨云南陆军医院总办陈子光、博济医校助理教师梁培基、广州陆军医学堂教务长郑豪、民政部总医官游星伯、山东陆军军医谭斌宜等数十人在广州天平街刘子威牙医馆集会，决定自办医校，挽回医权，维护中华民族尊严，当即成立光华医社，向各界募捐。梁培基被推举为光华医社董会兼校董会副主席。

正当中国民族工业不断上升，文教卫生事业不断发展，中国社会逐渐走向现代化之时，也是梁培基的事业蒸蒸日上之时，中日战争爆发,中国的现代化进程被打断,中国的民族工业与文教卫生事业崩溃,梁培基的事业也毁于一旦。1941年冬,避居香港的梁培基被迫又回到早已沦陷的广州。抗战结束后的1947年,梁培基在故乡顺德安然辞世,享年72岁。

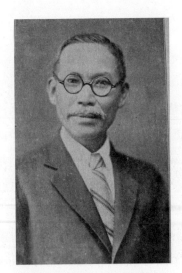

图 2-165　梁培基

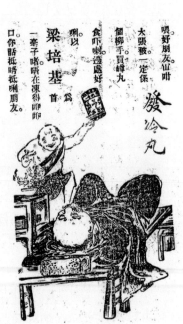

图 2-166

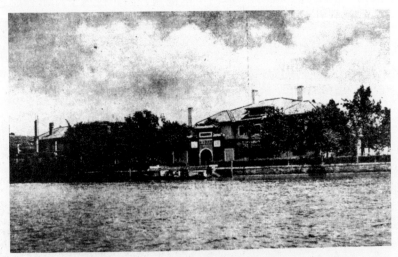

图 2-167　珠江颐养院是20年代由著名医生梁培基兴建,院址在二沙岛内

（十一）柏尔诺阿

德国人柏尔诺阿教授在中山大学医学院及附属医院曾任多职，对中山大学医科有深远的影响。

医学院的医疗与临床教学及实习水平，是一所医学院校办学水平的重大标志。附属第一医院。初名为广东新公医院，建造于1916年。

1925年广东公立医科大学医学院及附属一院并入国立广东大学后，在国民政府的大力扶持下，进入了一个快速发展时期。这种发展也体现在医院向德国模式靠拢。1927年起，医学院开始聘请德国教授任教并兼任附属一院的各科主任，甚至护士也聘请过德国人担任，使医学院及附属医院留下深深的德国烙印。戴传贤和朱家骅任中山大学正、副校长时，医院大力提倡学习当时处于世界医学先进水平的德国医学及其医学教育制度，设备多从德国购买，附属医院用德语查房，用德文写病例、开处方。柏尔诺阿教授在中山大学医学院及附属医院向德国医学模式转变上有重大贡献。

1928年春开始，德国人柏尔诺阿教授，着手制订医学院及医院的发展规划，并得到当时国立中山大学戴传贤校长赞助，设备日臻完美，各位同事热心合作，各项院务的发展蒸蒸日上，医治的病人数量与医院收入，都比以前骤增数倍。

柏尔诺阿教授以德国人特有的严谨与德国医学家特有的极之精细，强化德式医院与医疗日常管理，建立德国式医院及医疗规章制度，制定医学教育方法引入德国医疗科学。

1928年起，附属一院在柏尔诺阿任院长后，增加设备，锐意革新。开始实行分科诊治病人。医院初时分五科：内科儿科、外科、产科妇科、皮肤花柳科、眼科耳鼻喉科。此时医院每科聘主任医生1人，处理该科医务。下设一等助教1人，助教医师1~2人，协助主任医生诊治病人及一切学术上的研究。其下设医生若干人，以病人的多寡而定。各科除诊症室外，皆设有研究室1所，赠医室1所，病房若干间。此时实行分科诊治病人制度，共分内科、儿科、外科、妇产科、皮肤花柳科、眼耳鼻喉科共6科。各科聘主任医生1人，助教医生 2～3 人。凡病人来院就诊，都由各科主任诊治。

研究室供各科作学术上的研究，以及病人的一切检验，同时承担本院医生及医科学生实习之用。诊症室作为特别门诊之用，病人由主任医生在诊症室诊治。赠医室的用途在于，医院每日赠医一个半小时，来就诊者，完全不收诊金，给予贫苦病人以便利。本校的医科学生必须在各科主任医生或者助教医生的监督与指导下，在该科室实习诊病，以及进行学术研究。

此时医院的病房，都以各科别划分。例如内科部限住内科病人，外科部则住外科病人，以此类推。全院病房，计有头等病房 8 间，二等病房 53 间，三等病房 16 间（分男病室 9 间、女病室 7 间、4 人一间者 11 间、10 余人一间者 5 间）。头等病房每日收费 6 元至 8 元，二等病房每日收费 1 元 5 角至 3 元，三等病房每日收费 3 角至 5 角。此外设有免费病床 10 位，及免费留产房等。凡贫苦病人，及孕妇来院留医生育者，一切费用皆不收取。

全院可容纳病人 150 余人。每日来院门诊，约 50 至 60 人。赠医者约 100 余人。当时拟建筑分科病院，就是每科一栋独立的病院，预计完成时可容留病者 700 至 800 人。但是因为经费的原因，最后并未完全实现。

医院的一切事物，都由院主任主持，在主任之下，设总务员 1 人，管理全院事物。并设会计、庶务、书记各 1 人，药房设药剂师 1 人，管理药房事物，并设助手 1 人，练习生若干人。护士则由护士长督率，在护士长之下，有高级护士，再其下有学习护士若干人。

医院建立或健全起有鲜明德式医疗风格的各项规章制度。如 1928 年 10 月，制订《第一医院办事细则（续）》规定，护士长负责分派各护士的值日值夜工作，并对夜间服务情形随时进行监察。病房间护士的调动，护士长需预先向相关科主任报告。凡护士对医院院章及护士服务条例，有不遵守或不听告诫的，由护士长报告医院正副主任进行处罚。凡护士请假、任用或辞退，都需由护士长通知总务员。护士长还要"注意全院病人之待遇及看护，俾得良好舒适，至于病房与诊察室及治疗室之清洁与秩序，亦宜随时留心。"此外，本院病人的衣服食料与饮料等，都由护士长照章发给。各科与各病房的医学器具及材料等，护士长有监督用途及保管之责，添置的仪器与药物材料，如注射器、棉花、纱布等，都由护士长先登记保管，再一一发出。全院护士由护士长督率，其服务时间与工作情形，详载于护士学校章程与服务条例。

在柏尔诺阿教授业务指导下，医院逐渐添置修整设备设施：

于1928年夏建成X光室，有最新式X光镜1具，冲晒相片，及皮肤治疗各仪器均全；

电疗室，有电疗机2具。

消毒室，有德国最新式蒸汽消毒炉1座，专为病人衣被消毒之用。

人工日光室，有Bach及Sulox日光灯各1具，及电浴箱1具。

割症室，在公医时，原有割症室，但器具设备多缺失。改组为中山大学医学院后，开始重新添置，因为病人人数增加，不敷使用，就另开无菌割症室1间，及小割症室1间，共有仪器用具700至800件。

割症教室，凡本校医科学生，遇有外科、或妇科、举行割症时，在此听讲及实习。

生产室，前来此留产者甚少，1928年开始逐渐增加，故在这一年新建生产室一大间，并重新购置生产及婴儿用具数百件。凡本院免费留产者，医科五年级学生需在教授指导之下，借以实习。

临床教室，凡医科学生，对于内科，皮肤花柳科之课程，须病人证明者，皆在此室听讲。因此室在医院内，病人易于往来，而且仪器完备，无需搬运。

研究室，为各该科医生研究学术，及医科学生实习之所。有各研究室名称为：内科研究室、外科研究室、产妇科研究室、皮肤花柳科研究室、眼科耳鼻喉科研究室。

从柏尔诺阿教授及其德国同事到中山大学医科工作开始，为传承了由公医时期延续下来的英美医学学派风格的中山大学医学院，增添了浓厚的德国医学学派风格，并成为中山大学医学院学风医风的主要特色。

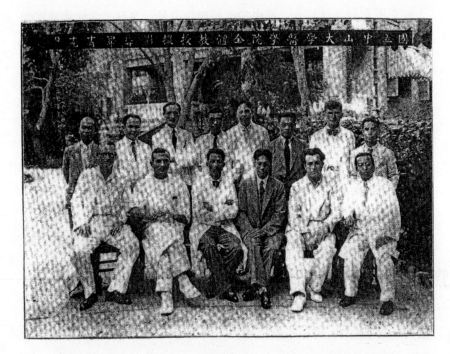

曾志民　李　挺　叶少芙　桂毓泰　崔元凯　梁仲谋　施来福　庄兆祥
安得来荪　傅韦尔　姚碧澄　刘祖霞　柏尔诺阿　梁伯强

1935.10.19. 国立中山大学医学院全体教授合影

图 2-168　国立中山大学医学院全体教授合影，前排右 2 是柏尔诺阿教授

（十二）嘉惠霖

嘉惠霖（William Warder Cadbury，1877—1959），于1877年出生于美国宾夕法尼亚州费城一个教友派基督徒家庭。1898年毕业于哈弗福德学院，获学士学位，次年获该学院硕士学位。1902年获宾夕法尼亚大学医学博士学位。1936年获哈弗福德学院理科荣誉博士学位。1909年，美国青年医生嘉惠霖来到广州，并与博济医院结下近半世纪之缘，直至1949年他72岁才离开这里。他在几乎整整40年中，行医授学于广州，多次出任广州博济医院院长，担任过博济医院南华医学堂和岭南大学医学院教授，著述丰富，成为民国时期的西医

内科学知名教授和在华著名外国医生，对华南乃至中国的医疗卫生事业、医学教育，有独特贡献。

嘉惠霖出身名门望族，英国著名的 Cadbury（现译名吉百利）巧克力公司，当年是嘉惠霖家族经营的生意。嘉惠霖的生活在当时的美国是非常优裕，家族的社会地位也高，而且他学成于名校，单凭所学医学专业，在美国等西方发达国家，过上中等以上水平生活完全没问题。然而，他抛却优裕的生活及家族生意，到中国服务于博济医院。

当时中国相信西医的病人少，医疗条件差。外国医疗人员生活水平远不如在自己国内。在广州的年青外国医生，多以志愿者身份在当时中国最老的西医院广州博济医院工作，一般以1至2年为限，期满回国。嘉惠霖却在博济医院一直干下来，直到古稀之年退休。

在医院里，他服务的对象除在粤外国人，主要是中国人，包括大量当地普通百姓。他所在医院及学院，虽有教会的资助，但资金有限，相对他在美国的生活水平相差很远。医院及学院的教会内部，有着非常复杂的人事、财务、派系的纠葛矛盾，使嘉惠霖的工作受到不少掣肘。与他同来广州的同学，和他并肩工作过的同事，纷纷离开，到别处发展。但他仍坚持留在广州，实现自己的理想。

博济医院附设的南华医学堂，原由嘉约翰建于1886年创建，后来由博济医院院长关约翰主持。他对提高医院与医校的专业水平，实行规范管理，有卓越贡献。但是，他一反前任嘉约翰处事温和民主，同情中国人民命运，尊重当地传统习俗的作风。他处事独断独行，与中国医生及外国医生的关系都十分紧张，最后矛盾激发，导致外国教师集体辞职、学生罢课。也由于当时中国正处大变革大转折的时代，各种思潮激荡，社会风潮此起彼伏，民族意识高涨，并必然反映到学校中来。学校当局及作为其后面的教会不能正确应对，倔犟的关约翰更对当时的时代变化表现出敌意。医学堂的学生反对学堂的某些不合理措施，实行罢课。关约翰采取高压手段，开除学生冯膺汉、徐甘澍、方有遵等人，学生坚持不复课，他就将学堂停办。于是，这间中国近代第一家医学堂，于1911年中止办学，1912年正式关闭。院长关约翰被广州医药传道会董事局免职。1926年因响应省港大罢工，博济医院歇业，后因经费问题至1928年仍未能重新开业。其时美国正值经济大萧条时期，教会无法支持属下医院。长老会商请岭南大学董事会接收博济医院与广州夏葛医学院（中国第一所女子医学院）。博济医院的资产和地皮只能用于医疗事业，这是博济医院提出的唯一条件。1930年，岭南大学董事会派一直在博济医院从事医疗工作的嘉惠霖，主持博济医院工作。

嘉惠霖受命于医院艰难之际。他一上任就力求搞好院内外各方关系，协调各方的利益与要求。嘉惠霖与一般传教医生不同，他只是基督教徒并非宗教神职人员，易于引起中国人敏感和警惕的宗教色彩较淡，加上他性格温和，处理问题调和折中，使他主持的医院，在正处于历史大转折、各种政治风潮与文化风潮风起云涌的中国，能够生存和发展。在博济医院因关约翰的失当及其他内外矛盾而日子艰难的岁月里，他艰苦备尝，奋力经营，竭尽所能恢复并维持这家对近代中国西医起源发展影响深远的医院。当时的医院与学校，处于急剧巨变的外部环境冲击，内部又面临错综复杂的矛盾纠葛，财务窘困。嘉惠霖皆安详平稳地应对。他性格温文谦厚中又坚忍强干，处世办事公道，尤其是对中国有着真挚的感情，无论是与中国社会各界，还是与医院内部的中外同事，都关系良好，对中国学生尤其爱护，继承了嘉约翰管理处事风格。他艰难地维持医院，为推进博济医校的复办，尽了最大努力，做出卓越贡献。嘉惠霖是继伯驾、嘉约翰之后，对博济医院的发展起过重大作用的人。

在医院管理上，嘉惠霖显示出不同凡响的管理水平。他初到中国时，就显现出为人厚道笃实、与人为善的品格，因而受人欢迎。他并没有表现出特别强的活动力，然而他务实平和，作风民主，在他管理下的博济医院运转顺畅，各人安心尽职。他更不断引进外国医院的医疗管理常规和制度，完善管理。他特别注意吸取关约翰管理失败的教训，无论是外国还是中国的医护人员都能团结好，设法平衡两方面的利益，使他们凝聚成合力。凭着好人缘、医疗水平高超而具有很高威信，使他总能在博济医院管理混乱的时刻，被推举出来，协调各方关系，排除困难，消弭矛盾，解决纷争，稳住局面。所以，他在博济医院的几个重要的历史关头，被推举出任博济医院院长。根据孙逸仙纪念医院的院史可知，岭南大学董事会刚接收博济医院时、抗日战争中广州市沦陷后至太平洋战争前、抗日战争胜利后的1946至1948年，均由嘉惠霖出任博济医院院长。他每次都能使医院在激烈动荡与急剧转折中，生存下来，并有新发展。这也有利他依托博济医院全面开拓在中国的医学卫生事业。当危机或转折结束，完成使命后，他就平静地重返他的医生和教师的岗位，没有任何恋栈、计较、讨价还价。

嘉惠霖在中国还进行了一项意义深远的工作，就是总结博济医院的百年历史。他与内侄女琼斯合作，用英文撰写了著名的"At The Pointof a Lancet——100 Years of Canton Hospital 1835—1935"（《柳叶刀尖——博济医院百年，1835—1935》），中译本书名为《博济医院百年史》。《博济医院百年史》，远不止是一部普通医院沿革史。书中，从1835年美国传教士医师伯驾建立近代中国第一间西医院，嘉约翰于1866年在博济医院内开办近代中国第一间西医学校，一直说来，叙述医院与医校的发展经过，再说到医院与医校的停办，并介绍对医院与医校有过重大贡献或产生过重大影响人物。在一定程度上展现与医院及医校的变迁重合的近代中国西医发展史，揭示了中国近代西医及西医教育起源开端到发展定型的全过程。至今，此书仍然是研究中国西医发展史的重要文献。所以，某种意义上来说，一部博济医院百年史，也是中国西医与西医教育，在异常艰难条件与极其复杂的背景下发端成长的历史。这部史著，透现了近代西方科学文化突破中国传统政治与文化的闭锁，在特有的极端错综复杂背景下，对中国近代科学的发端和发展所起作用。

正当博济医院与岭南大学医学院的发展，处于又一个鼎盛期，呈现快速上升的势头，也是嘉惠霖本人的事业全面展开之时，抗日战争爆发，医院与医学院遭逢厄运。

抗日战争爆发后，日本军机持续轰炸扫射广州，城中已战火纷飞，日军在向广州进逼。在这样的凶险环境下，嘉惠霖作为一个外国人，完全可以一走了之。1938年广州沦陷后，嘉惠霖的行动受日军制约，但仍坚持为中国人做些力所能及的事，当时教会为战火中流离失所的居民建起临时难民营，嘉惠霖出任博济医院院长广州康乐村难民营主席，负责收容流离失所的难民。嘉惠霖被关进位于广州河南宝岗的外国人集中营，只许原来嘉惠霖的司机定期带去生活用品，其余人等一律不准接近。嘉惠霖与中国人民一道经受战争带来的磨难。后来。美国与日本交换战俘，嘉惠霖以"美国战俘"身份被遣回美国。

抗战胜利后，嘉惠霖立即返回他视为第二故乡的中国，再任岭南大学医学院教授。经磨历劫的博济医院，再一次迎来劫后复办，嘉惠霖又一次被推举出来担任博济医院院长。年迈的他，于1946年至1948年，领导劫后的博济医院从恢复到再发展，这是他最后一次出任博济医院院长。

1949年，嘉惠霖偕夫人从他40年前第一次踏足的广州出发，告别中国，经香港乘飞机返回美国。在嘉惠霖回到美国故乡10年后的1959年，以82岁高龄逝世。

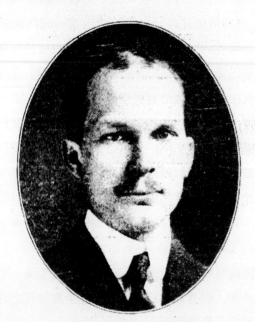

图2-169　嘉惠霖

（十三）黄雯

黄雯（1895—1963），字兴文，广东新安（今宝安）人，出生在一个香港买办家庭，曾留学英国。生于中国大转折时代的黄雯，因其独特出身与禀赋才具，在医学界成就一番事业。

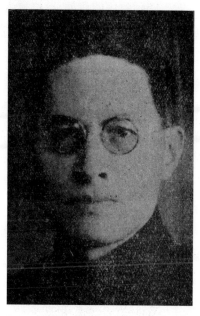

图 2-170 黄 雯

黄雯早年赴英国留学，先后就读于剑桥大学、英国御医学院。1931年返国，曾任香港东华医院院长。1933年任上海女子医学院教授、上海粤民医院院长。后来，他返粤创办私立岭南大学孙逸仙博士纪念医学院即岭南大学医学院。他与英国红十字会组成"万国医务团"，在广州先烈路开设华英医院，又在当地沙面肇和路开办"万国诊所"，如同一个卫生界的产业集团。他的医学水平颇高，内、外、妇、儿各科都干得不错，收入丰厚。他还是很有声望的名流。但他却在30年代后期忽然走上政治舞台，由大买办何东爵士引荐给孙中山之子孙科，在孙科的支持下步入仕途，并在1938年任广东省卫生处处长。

黄雯有显赫家世、英美学术背景，与英国医学界渊源深厚，又有一般科学专业高级知识分子中不多见的社会活动能力、政治领导力，以及深广的人脉和官场上的能耐。他凭其禀赋才华，为上世纪30年代和40年代中后期广东及省会广州的医疗卫生事业发展做出很大贡献。他同时对医疗卫生事业理论多有研究。他译有《中西医生书刊》多册，并创办英文杂志《世界论坛》《中国报》等。他还针对社会医疗卫生的实际情况，做出实际致用的研究。

在黄雯成就的事业中，最有光彩的一笔是创办私立岭南大学孙逸仙博士纪念医学院。

岭南大学医学院的前身之一，为1866年在博济医院内开办的博济医学班，这是美国传教士嘉约翰（John Glasgow Kerr）医学博士创办的中国近代第一所西医学校。博济医院是中国近代第一所西医医院。博济医院的前身眼科医局，是美国来华传教士医师伯驾（Peter Parker）于1835年11月，得到广东巨商伍秉鉴（敦元）的捐助，在广州新豆栏街泰丰行7号创立的中国近代第一间眼科医院。1840年，眼科医局因鸦片战争而停业关闭，1842年11月恢复业务，成为综合性医院。1855年伯驾回美国，医院由嘉约翰主持。1856年，医院遭火焚毁。1859年1月，嘉约翰于广州城郊增沙街租铺重新开业，取名为博济医局，后来在广州谷埠（今广州孙逸仙纪念医院现址）购得地皮一块，用于扩建医院。1866年10月，博济医局搬至谷埠，正式定名博济医院，医院规模较以前扩大。同年，博济医院开办博济医学班，学制3年，是为中国近代第一所西医学校。1879年，医校首招女生，开我国女子学医的先河。1886年秋，孙中山以"逸仙"之名入读博济医院内医校近一年，并从事革命活动。同年，医校改学制4年。1904年9月，医校改名为南华医学堂。1912年南华医学堂停办。博济医院及主管的教会，政府以及社会各方，一直有意复办这所在中国医学史与现代科学文化史上有里程碑意义，"国父"孙中山曾就读并在此走上革命道路的医学院校。

岭南大学于1901年至1912年曾办医学预科，但作为一所综合大学，虽文理工各科齐全，却独缺医科，所以也很想筹建医科。1930年，岭南大学与博济医院商议联办医学院。同年6月2日，医学传道会举行年会，决议将博济医院转交岭南大学，此决议为岭南大学所接受。移交手续于1930年7月23日正式举行，博济医院的全部财产和所有权由广州医学传道会移交岭南大学校董事会，医院归属"岭南大学医学院（筹）"。国民政府的最高领导都对这所医学院的建立予以关注。国民政府批给建筑及开办经费国币 50 万元，另每年补助经费 10 万元。

岭南大学医学院另一前身为夏葛医学院，由美国基督教长老会的女传教士医师富马利（Mary Hannah Fulton）博士创立。1934 年岭南大学董事会提出，孙逸仙博士与博济医院有密切关系，以其生前对博济医院的关怀，有必要纪念其功绩，提议在博济医院基础上成立孙逸仙博士纪念医学院。于是，孙逸仙博士纪念医学院筹备委员会成立，推举：孙科、孔祥熙、何东、黄雯、黄启明、金湘帆、林逸民、钟荣光为委员，由孙科任主席；再设立计划委员会，以刘瑞恒、赵士卿、伍连德、林可胜、黄雯、王怀乐、陈元觉、马士敦、胡美为委员。黄雯开始进行筹建医学院工作。岭南大学孙逸仙博士纪念医学院建院工作如火如荼进行。医学院对旧病房实行大改造，在医院后座新建一座四层楼建筑。同年 6 月，博济医院在原址扩建的一座占地面积 854 平方米、混凝土构造的 4 层大楼落成启用。

1935 年 11 月 2 日，在博济医院建院 100 周年之际，举行了博济医院成立 100 周年暨孙中山先生开始学医并从事革命运动 50 周年纪念活动，由孙科主持，为"孙逸仙博士开始学医及革命运动策源地"纪念碑揭幕和"医学院大楼"奠基举行仪式。中央及地方政府政要、社会名流、医界权威，云集珠江边上出席庆典，是为一时之盛事。中华医学会以博济医院为中国西医学术发源地，于 11 月 2—8 日在博济医院举行第三届全国代表大会，表示庆贺。黄雯被任用为医学院负责人。他为岭南大学医学院的建立奔走协调，竭尽所能，以自己在医界的威望与专业能力，以及纵横捭阖的政治才具，促成岭南大学医学院在高起点上开办。他对医学院架构、制度、学科、管理方式、附属机构，精心设置布局，使学院及其附属机构与当时国际先进医学院体制接轨。他选贤任能，为学院及附属医院配置合适人才，延续了英美医学流派之风。在学院与医院的建设发展上，显现他具有不凡专业领导水平与深远前瞻眼光，他创办的岭南医学院，对广东乃至中国医疗卫生事业及医学院校的建制有深远影响。

1936年7月1日，夏葛医学院正式将行政和设备移交岭南大学，改称夏葛医学中心，并迁址于广州长堤博济医院内。

同年9月，博济医院正式易名为"私立岭南大学附属孙逸仙博士纪念医学院"，又称岭南大学医学院，设院长一名，由黄雯任院长，主持学院行政，直接向大学负责。学院设一院务会议，为最高行政机构，负责检讨和决议各项院务。院务会议由各科主任、各教学医院院长及夏葛医学中心代表两名组成，学院院长任会议主席。院务会议下设：常务会议所，执行院长决议和各项行政事宜；人事委员会，辅助院长聘任及晋级事宜；学院设教务会议，由全体教员组成，管理教务方面各项事宜。教务会议下设课程委员会、图书馆。

岭南大学医学院有教授6人、副教授6人、讲师12人、助教15人，学生87人。学院不分系，学制六年，有5学科：解剖（包括组织学和胚胎学）、病理学（包括生物化学）、细菌学（包括寄生虫）、药理学、公共卫生。岭南大学医学院的一切规章制度，均遵照教育部颁发的章程制订，定制为本科5年，实习1年，共6年。第一、二、三年为基本各科；第四、五年所习，为临床各科；第六年留院实习。第一年基本学科如生物学、化学等，为善用设备及师资起见，在岭南大学上课，其余科目均在医学院授课。临床实习分别在博济及柔济两医院进行。公共卫生实习由学院卫生事业部安排。

岭南大学医学院所设附属机构：博济医院和柔济医院。博济医院有病床150张；医院有卫生保健机构三处，一处是博济分院（在岭南大学内，有病床20张），一处在广州河南新村，一处在从化县和睦墟，并在岭南校园内设立了专门为农民服务的赠医所。附属机构收治的病人为学生临床实习提供了较好的教学条件。接受岭南大学医学院医学生实习的教学医院——柔济医院，有病床150张。博济医院内设有高级护士学校，学制为预科3个月，本科3年，1936年有学生38名。

1937年3月11日，医学院大楼全部竣工。在原医院南面加建6层楼房1座。原4层大楼亦加至6层，地下为院长室、注册室、事务室、会议室、大礼堂、图书室、阅书室等；五楼为解剖学科；

四楼为生理学科、药理学科；三楼为病理学科、细菌学科；二楼为生物化学科、寄生虫学科。每科都设有授课室、学生实验室、教员研究室及办公室等。天台建有小型动物室，饲养试验动物。重建后的博济医院，除了保留它的原有建筑风格，医院的主楼为西式建筑，希腊圆柱，圆环的墙贴面，内有5课室，能容学生250人。医院所需设施，特别设备室，应有尽有。医院中车道两旁有天桥，与后座病房、留医院相通。主楼前的庭院中，方尖碑式大理石纪念碑如锋芒锐利的石剑直指云霄，似在象征治病救人的信念至高无上，医院庭院中树木成荫、翠草葱茏，花卉秀丽。重建后的医院，建筑恢弘又环境雅静怡人，为养病治疗佳地，是当时广州市一处新的人文景观。

正当岭南大学医学院及附属医院，在黄雯领导下呈大发展势头之时，1937年抗日战争爆发，医学院与医院发展的大好局面骤然中止。

在八年抗战中，医学院正常的教学秩序遭到极大干扰，教学工作不能依计划进行。但是医学院仍在艰苦的环境中采取多种方法坚持教学。1937年七七卢沟桥事变发生时，正是医学院暑假期间，为造就救护人才以应对战争时局需要，黄雯领导的医学院随即召集全体学生返回学院，教授战时救护技能，以备非常时期之需。同年秋天奉教育部明令，医学院六年级暨五年级全数男生，参加前方救护工作。学生踊跃加入中国青年救护团第一队。孙逸仙博士纪念医学院院长黄雯兼任中国青年救护团医药组组长，鼎力筹划救护行动，开会动员并为队员送行。

在黄雯协调下，孙逸仙博士纪念医学院师生开赴最前线，北上参加救护，历时6月，期满后全体学生返回学院上课或实习，再求深造成全才，以效劳国家。医学院师生充分展现了昂扬的爱国精神。黄雯对师生上前线参加抗战的协调推动，体现了他要培养对国家民族有用人才的办学宗旨以及国家危难之际医学生要走出象牙塔救国救民的理念。1938学年开课时，正值日本战机轰炸广州，医学院随即筑造防御工事，使全体学生得以继续照常上课，直至本学年结束，让学生救国不忘读书，为抗战学本领。

广州在日本战机轰炸下,城市笼罩在火光硝烟中,市民伤亡惨重,因而医学院附属的博济医院与夏葛医院,救护受伤者颇多。其时,博济医院也一片狼藉、满目疮痍,但博济医院全体职工坚守岗位,四处辗转,为民众服务,为抗战伤病员服务。从小生活优渥并有着港澳海外渊源的黄雯,并没有避身港澳海外,而是在国难中领导医院与医学院的师生员工,坚守在抗战前线,与人民一道进行艰苦卓绝的奋战。医院的员工与医学院的师生,都不顾危险,各尽其责,从事救护工作。1938年5月28日至6月30日,治疗被炸伤者293人,伤者留医日数1577日,施手术数88次,X线检查53人次,注射治疗466次,入院122人,出院76人,死亡24人。其中6月6日救治受伤者多达156人。

国难临头之际,岭南大学医学院及其医院的师生员工在黄雯领导下,在硝烟战火中救死扶伤。他率先垂范引领师生,投入抗战救国前线。

1938年10月中旬,日军迫近广州,局势危急,学校被迫暂时停课,疏散师生。在广州告急、各医学院仓促迁离之时,黄雯也被推上广东卫生部门领导岗位。广州沦陷前夕,他着手指挥协调掌管的相关机构、院校撤退,显现出色才能。10月17日,依照与美国基金会所订合约,将岭南大学医学院、博济医院财产交还美国基金会保管。岭南大学医学院在他精心安排下撤出广州。18日岭南大学医学院行政人员退出广州,前往香港。最后,绝大部分教职员也到香港。10月21日,广州沦陷。11月4日医学院正式在香港复课。一、二、三年级在香港大学校舍上课,四年级从12月起随香港大学医科四年级学生到玛丽医院上课。由于抗战期间国内迫切需要医务人员,因此,把五、六年级学生留在内地上课实习,参与实际救护及医药卫生各种工作,其中一部分在曲江上课实习,一部分在上海医学院借读实习。1941年12月8日,香港沦陷。医学院内迁广东韶关,在韶关复课。黄雯在历尽艰险领导岭南大学医学院转移到相对安全的后方后,就把院长职位让出来,自己来到抗战前线。医学院在香港沦陷时物质及各种资源损失惨重,到韶关后,图书、仪器全无，一、二、三年级无法开课，学生暂时到国立中正医学院借读，四、五、六年级分散到粤北各医院实习或上课。1942年恢复招考一年级新生，1943年建成了校舍，添置了设备，已借读了2年的学生才返校上课。

广州沦陷后，为了保护长堤本院，维持运转，医院悬挂美国国旗，由嘉惠霖医生主持，部分职工留守；另一部分职工由黄雯院长带领退至曲江，组织后方医院，黄雯兼任医院院长。从医学院建院至抗日战争的最艰难时刻，黄雯一直兼任博济医院院长职，既保护了中国近代以来的医学及教育成果，又能为国难中的民众服务，为抗战服务。

在抗日战争爆发后国家艰难的1938年底，黄雯就任广东省卫生处长，受命于危难。他领导广东医界参加抗战，与粤港人士共同发起组织广州万国红十字会，被推举为会长。1940年，他在仁化县，设立军医院，有600多张床位供伤员之用；在粤北各县设立13间荣军招待所，在战争医疗工作中展现不凡的组织才能与领导水平，出生入死为祖国奋战。

抗日战争末期，以李汉魂为省主席的广东省政府辗转迁徙至广东江西边界的平远县大柘圩。黄雯作为一省政府卫生管理部门的首长，完全可以身居后方指挥医疗卫生界为抗战服务。他选择亲上前线。1945年，他组织随军医疗队配合前线突击队作战。

黄雯正在奋战之时，日本宣告投降，终于盼来抗日战争胜利的一天。广东省政府正式回迁广州。这时蒋介石指派罗卓英接任李汉魂之职。但卫生处原任黄雯职务没有变动，并兼任广州市卫生局局长。

后来由朱润深，接任广东省卫生处处长职务，黄雯只退守广州卫生局长之职以及他的万国诊所。

1946年，黄雯参与创建的岭南大学医学院历尽磨难后回迁广州。

1949年，黄雯离开广州回香港开设医疗诊所。1963年，黄雯在香港去世。

九、中山大学医科初建时期与中国近代西医教育初始阶段的若干特征

（一）办学主体及其变迁

与中国近代西医缘起相重叠的中山大学医科教育发端三源：由在博济医院内建成的中国近代第一所西医学府发展而成的岭南大学医学院、由广东光华医学堂发展而成的广东光华医学院、由广东公医学堂发展而成的中山大学医学院，展示了中山大学医科教育发展初期的办学主体特征及其变迁，亦展现了中国西医校缘起时的办学主体特征及其变化方向。

中国最早的西医校由外国基督教教会兴办，如博济医院内建成的中国近代第一所西医学府，即由美国医学传教士嘉约翰在教会支持下开办；还有美国女医学传教士创办的广东女医学堂，亦在教会支持下开办。外国基督教教会在华创办的西医校，首开引进西方医校教育先河。这些基督教教会在华创办的早期西医校还有：杭州广济医学校、苏州医学校、上海圣约翰书院医学部等。

外国人开办的西医校展现其医学教育成就后，中国人深切感受到兴办西医校的迫切需要，中国民间开始兴办西医校，先是光华医学堂，继而是广东公医学堂，主要通过中国民间捐资兴办。

渐渐中国政府开始筹划开办西医校，清代光绪二十四年（1898年），光绪皇帝下谕旨建医校："又谕，孙家鼐奏，请设医学堂等语，医学一门，关系重大，亟应另设医学堂，考求中西医理，归大学堂兼辖，以期医学精进，即着孙家鼐详拟办法具奏"。官办或由主要靠官方资金支撑的西医校有：天津医学堂（北洋医学堂）、由同文馆医学实业馆改称的京师专门医学堂（今北京大学医学部前身）、浙江省立医药专门学校、中山大学医学院等。

20世纪20—30年代，国民政府实行将外国人办学权收归中国人、对教会办学校进行非宗教化改造的政策，如1929年8月29日教

育部颁布的《私立学校规程》明确规定，学校如为外国人所设，必须由中国人任校长；如为宗教团体所设，不得以宗教科目为必修科，不得在课内作宗教宣传。包括夏葛医学院在内的西方教会在华兴办医校的办学权，归入或中国民间或中国官方手上，中国官方与民间成为中国西医校的两大办学主体，如光华医学院为民办，中山大学医学院为官办。但是，教会对其开办的一些西医校影响仍很大，教会资金或由教会协助引入的外国资金（如洛克菲勒基金会的资金）持续投入这些医校，如夏葛医学院和后来的岭南大学医学院。然而中国政府对中国西医校的影响控制愈渐增强，私立的岭南大学医学院和光华医学院，在资金、土地使用上得到政府支持，尤其是孙中山曾在其前身就读的岭南大学医学院，更得到国民政府大力支持。官办的中山大学医学院，得到政府的全力全方位支持，甚至插手学院发展战略定位，充分凸显近代以来中国官办院校的特色，并形成传统，影响深远。

（二）医学教育模式的形成与流变

博济医院内建成的中国近代第一所西医学府、广东光华医学堂、广东公医学堂、广东女医学堂，都由有英美医学背景的美国医学传教士或中国人开办，因而它们的医学教育模式、学术特征、附属医院模式，皆为英美式。

创建博济医院的前身新豆栏医局的伯驾，曾就学于美国耶鲁大学；创办中国近代第一所西医学府的嘉约翰，毕业于美国费城杰弗逊医学院；创办广东光华医学堂的郑豪，从美国三藩市内外科医学院毕业，广东光华医学堂的另一创办者梁培基，毕业于英美医学背景的博济医学堂；对广东公医学堂创办与发展有重大影响的达保罗，是美国医学博士；广东女医学堂的创立者富马利，是美国医学博士。为初创时期的博济医校做出重大贡献、中国到西方留学医科的第一人黄宽，毕业于英国爱丁堡大学医学院。这些中国近代西医的开拓者创建的西医校及其附属医院，从制度体制、管理规章条例到医疗、科研、教学的方式方法，再到医院医校的建设，乃至采用的教材，都有着英美医学特色。这些西医校及其附属医院，在学科学术上、人员的留学深造及培训进修上,得到英美医学院校支持。这使中山大学医科起源时基本为英美医学模式,中国西医缘起亦因而有着英美医学背景。中国西医界英美派,由此开始形成,并先于其他西医学派出现在中国。如上海圣约翰书院医学部这样属于英美医学体系的医科院校或高校医科在国内陆续出现。

然而,像德国医学等西方各国医学也渐入中国。1925年广东公立医科大学并入国立广东大学即后来的中山大学,成为大学医学院,医学风格发生变化。1926年对民国教育界有重大影响的国民党元老张静江提出"现在世界上医学最进步最发达的就是德国","主张全学德国"。1926年4月,同济大学学生转入本校医科,要求增聘德国教授,并于下学期将医科医院仿照德国学制。国民政府亦同意国立中山大学医科增聘德国教授医生。医科的"教师都是请德国的,学制仿德国的,各种制度设备、课程的编订和外国语,都是以德国的制度作标准"。德式医学教育模式成为中国西医教育一大模式。

中山大学医科在1927年聘来7位德国学者:生理学教授巴斯勒博士、病理学教授道尔曼斯博士、内科教授兼医生柏尔诺阿博士、妇科教授兼医生伏洛牟特博士、解剖学教授安得莱荪博士、细菌学教授古底克博士和外科教授乌里士博士,医科用德语讲课,采用德国教材,医院设备多从德国购买,附属医院查病房用德语,写病历、开处方用德文,整个中山大学医科几乎是德国化。医学科教授12人,讲师4人。本国教授多数是留德的博士。学校从助教中挑选成绩优异者派往外国,尤其是派赴德国留学,学成回校工作。1927年起,医学院开始聘请德国教授兼任附属一院的各科主任,甚至护士也聘请过德国人担任,使医学院及附属医院形成深厚的德国医学传统。戴传贤和朱家骅任中山大学正、副校长时,医院大力提倡学习当时处于世界医学先进水平的德国医疗卫生制度。得到国民政府全力支持全面关照的中山大学医学院,以德国医学为师,迎来大发展的黄金时期,医疗、教学、科研水平高居全国高等医科院校最前列,并与其他以德为师的中国医学院校一起带动中国医学界大力学习德国医学,中国西医界形成德国学派。

中国西医缘起后，中国西医界除有英美医学体系与德国医学体系两大体系外，还有天津医学堂（北洋医学堂）的仿日制，震旦大学医学院的法国医学体系，学派纷呈。英美医学派与德国医学派，逐渐演进为欧美派与德日派。

（三）医校名称的变易

中国近代早期的西医校，都是在特殊历史条件下诞生，一方面，适逢中国由传统走向现代的激荡剧变年代，政治、文化、经济及社会各方面都在急剧变化中；另一方面，中国近代西医教育是在近代西方医学传入中国与中国医学从传统走向现代的历史条件下产生的新生事物，自身也经历了从初始简陋到成熟规范的发展变化，办学的主体及办学资金来源、教育模式、教学形式发生着急速变化，这些变化也体现在这些医校的校名变异上。中国近代早期的西医校，不少都有过不同校名重叠、校名多变的状况。

例如，不同的中国医学史专著及各种有关1866年在博济医院设立的医校的记述中，对嘉约翰于1866年在博济医院设立的医校的具体名称有异，有称博济医校、博济医学校、博济医学堂、南华医学校、南华医学堂、博济医院南华医学堂、博济医院医科班等。乃至同时期的人，甚至同一人同时使用以上对这所医校的不同名称。在目前能找到的关于1866年创建的医校的最初记述，都是外国教会人士的英文记述，指称都用类似中文"学校"的"School"，后来使用类似中文"学院"的"College"。对博济医校的中文记述是在这所医校创建后一段时间才出现。值得注意的是，直到清光绪二十年（1894年）发给医校毕业生的相当于毕业证的中文医照的发证者仍署博济医局（博济医院）。医校创建初期的各种名称，应非法定名称，医校并无规范名称，各种名称陈杂。这影响到后来记述建于1866年的医校的各种文献中，对这所医校有着各种指称。事实上，博济医校创建时的中国，习惯上多称学校为"学堂"，称医校也就多为"医学堂"，如清光绪二十四年（1898年），光绪皇帝下谕旨建医校的决策："又谕，孙家鼐奏，请设医学堂等语，医学一门，关系重大，亟应另设医学堂，考求中西医理，归大学堂兼辖，以期医学精进，即着孙家鼐详拟办法具奏"。故而，中外人士以中文称呼医校时，称其医学堂较多，因医校在博济医院内开办，称该医校为博济医学堂的可能性也就较大。进入民国后，社会上逐渐把原称"学堂"的教育机构改称"学校"，称1866年在博济医院设立的医校为"博济医校"也渐多。在当今中文的医史中，对这所医校使用较多的指称是："博济医校"，但至今对这一医校仍有不同的指称。

校名重叠也见于国立中山大学医学院的前身——广东公医学堂。国立中山大学医学院的源头，可追溯到1909年春创办于广州西关十三甫北约民居的广东公医学堂，1910年该校的毕业证即写明是："广东公医学堂卒业证书"。这所医校亦被称为广东公医医学专门学校，校名正式以"广东公医医学专门学校"取代"广东公医学堂"的时间似应在进入民国后。医校于1924年，改称广东公立医科大学。1925年6月，广东公立医科大学学生向当时的广东国民政府请愿，要求将学校归并广东国民政府领导的广东大学。1925年7月，广东公立医科大学并入国立广东大学。1926年，广东大学改名为中山大学，后来改名为中山大学医学院。

1908年光华医社创办光华医学堂，1912年改名光华医学专门学校，1928年光华医学专门学校改名为私立光华医科大学，1929年更名为私立广东光华医学院。

1899年，富马利在广州西关逢源西街尾的长老会一支会礼拜堂创办女子医学堂及附属赠医所。当时，富马利在博济医院的余美德、施梅卿两位医生的协助下开办了女医学校，以富马利的赠医所为实习场地，开设于逢源中约，取名"广东女医学堂"，同时亦称"广东女子医学校"。初称"女医学堂"较多，后称"女子医学校"较多。1900年，长老会一支会礼拜堂在西关多宝大街尾落成，便借用该堂首层作校舍，广东女子医学校正式挂牌。1902年，美国人士夏葛（E. A. K. Hackett）先生捐款兴建新校舍，女子西医学校以夏葛命名，称广东夏葛女医学校。1921年，改名为夏葛医科大学。1932年，定名为私立夏葛医学院。

（四）中山大学医科教学方式方法的模式及其对中国近现代医学教学模式的开创

博济医院开办的西医校从创校开始，移植了近代英美医校办学模式的教学形式与教育方法，逐步形成与欧美近现代医校教育相似的一套教学形式与教育方法，教学方法上形成以教师、课堂、教材为中心的模式；采用基础、专业和实习三段式教学模式；教学与科研并重；医教研一体；为不断强化师资力量与提升学校综合水平，逐步建立住院医师制度、进修制度、出国留学制度、客座教授制度。嗣后，这一系列教学方式方法的模式，为在粤开办的广东女医学堂、广东光华医学堂、广东公医学堂及后来的岭南大学医学院、夏葛医学院、中山大学医学院、广东光华医学院所采用，亦为国内在鸦片战争后建立起来的医科院校所采用，是近现代中国所有西医校的教学模式的方式方法。不管各医校的办学层次与学制长短，无论是中国人所办还是外国人所办的医校，不论医校是公立、私立还是宗教团体开办，都采用这套医学的教育方式、教学方法、学校管理模式。这套医学教育方式方法的模式，为中国各医校一直沿用至今。

第三章 近代西医缘起对近代中国的影响

西方医学传入近代中国,产生了深远影响。西方医学将西医和西医教育系统、先进的医学理论、医学技术以及医学教育思想和方法引入中国,在一定程度上改造了中国医学。近代西医是西方先进文化最早输入中国的一部分。近代西方医学科学及西医教育,对一些近代中国知识分子有启蒙作用。包含有科学文化、工业化经济、现代意识形态的现代文明,以医科为先导传入近代中国,促使中华文明重新强盛崛起而从传统走向现代。

一、近代西医在我国传播对中国医界的特殊意义

西方医学传入中国,在客观上对中国医学的发展有积极影响。西医和西医教育系统的传入,将先进的医学理论、医学技术以及医学教育思想和方法引入中国,打破中央集权制专制王朝在科学文化上的闭锁局面。对中国近代医学及其教育体制的确立,具有积极促进作用。

(一) 成就中国近代医学疗治模式及医学教育模式的诞生

近代西方,经济、文化、科学飞跃发展,包括医学科学在内的西

方科学技术日新月异，医疗卫生及其教育事业繁荣发展。反观当时的中国，经济、文化和科技体系已远落后西方，被轻视的医术就更加滞后。近代西方医学传入中国，有着完全不同于近代以前西方医学传入中国的意义。古代中国，经济文化科学都走在世界前列，西方医学传入中国，有着中西医学文化交流的性质，对中国医学影响甚少，近代西方先进医学科学传入中国，则几乎是单向输入，并造就中国近代科学医学疗治模式及医学科学教育模式的诞生，建构近代科学的医疗体系、公共卫生制度和公共福利方式，如伯驾、嘉约翰、赖马西和富马利等人建立的医院、妇幼病院、精神病院、疗养院、药房、医校、聋哑儿童学校，他们及关韬、黄宽、达保罗、关约翰、郑豪、梁培基、嘉惠霖和黄雯等人制定与实践防疫、处理精神病、收养教育残疾人、免费收治无力付费的病患者、疗养及各种公共卫生福利事业的方法与制度，为社会的医疗卫生、教育福利带来全新的改变。这种改变在中国历史前所未有，为中国近现代医疗救治、公共卫生、社会救助事业之肇始。

（二）将先进医学科学引入中国

在鸦片战争后的短短几十年间，西医大规模传入中国，并占据中国医学界的主导位置，中国医学史也从此翻开崭新一页。西方医学科学传入近代中国，先进的医学科学技术、医学科学理论、医学文化引入到中国，使中国医学由传统走上现代化科学化的道路，为中国近现代医学科学和医学教育体系的建立奠定基础。由中山大学医科为开端的近代西医及其教育的出现，使中国医学开始发生由古典走向现代的根本改变。这在伯驾、嘉约翰、赖马西、富马利、关韬、黄宽、达保罗和嘉惠霖等中国近代西医开拓者所从事的事业中展现出来。

中国近代西医的开拓者们，将当时世界先进的医学科学理论、医学科学研究方法、有关医疗方法与技术的交流进修制度，引入中国。他们运用先进的医学科学理论、医学科学研究方法，对中国人进行生理体质研究调查，对中国卫生状况进行研究考察，进行流行病学、传染病学方面的研究和调查、包括对中国的一些常见病、多发病、地方病的调查研究，对例如鼠疫等传染病的调查，进而进行防控研究。他们在引入先进医学科学与在中国实地研究相结合的过程中，逐步建立了中国医学科学学科。他们把医学文化、医学伦理引进中国，丰富了中国医学。

二、近代西医是西方先进文化最早输入中国的一部分

近代以来，西方基督教文明凭着政治、经济、军事、文化和科学的飞跃发展，向世界强势外延，在发展相对滞后的东方文明区域更呈急速扩张之势，其登陆中华神州后，与曾璀璨辉煌但当时正消沉的古老中华文明猛碰激撞，中西文化激撞迸发漫天星火，照见中国数千年未有之变局，给国人带来文化上的失落迷惘，感受文明的痛楚与虚弱，却又激发中华古文明的涅槃重构。近代西医是西方先进文化最早输入中国的一部分。包含有科学文化、工业化经济、现代意识形态的现代文明，以医学科学为先导传入近代中国，促使中华文明为重新强盛崛起而从传统走向现代。

西方译述、编撰的医科书籍、文稿是最早出现在中国的科学文献，对中国人学习当时先进的西方科学文化有很大作用。伯驾、嘉约翰、赖马西、富马利、关韬、黄宽、达保罗、嘉惠霖、郑豪和梁培基等为中国医学科学的开创者与奠基人，通过他们在医学上的著述、翻译、办刊、讲授，将先进的西方科学传授给中国人。

中国近代西医的开拓者，在行医施治与传授医术的过程中，将与西方医学哲学与医学文化紧密相连的科学文化和科学思想，如人道主义、人本观念、对人终极关怀的基督教理念、尊重妇女的意识、照顾弱势群体的思想以及各种人文主义思想理论引进中国，对中国人的思想走出封闭迈向世界有重大意义。如嘉约翰开办的精神病医院、赖马西开办的盲童学校，就传导出现代医学与福利领域对特殊病残群体的人道主义关怀与医德伦理。富马丽创办的妇女医院也体现了对当时中

国地位较低的妇女的关怀。

近代中国最早建立的西医院和西医学校,是当时中国人在国内接触到西方物质文明和精神文明的地方。中国近代第一间西医院的创立者伯驾,除把代表当时先进科学技术的医疗器械带进中国,并展现在中国人面前,还通过手术、药物治疗展现当时先进的科学水平。他创立的西医院,更是最早引进近代中国的科学实体。嘉约翰建立的中国近代第一间西医校,是中国近代最早的科学教育实体。这一科学教育实体及其教育方式,是最先在中国人面前展示的科学教育管理模式及科学教育方法。通过西医院和西医学校,现代的科学管理方式也呈现在中国人面前。

近代西医是最早输入中国的西方文明及先进文化一部分。西方医学科学是最早出现在中国人面前的现代科学,医学科学通过医疗救治示范与医学教育,使中国切身感受到现代科学对人的实际功用及其莫大好处,让国人逐渐接受西方先进的科学文化,并使之成为中国摆脱积弱,走向富强的工具。近代西方引入中国的科学文化文献及资料、医疗卫生机构、科学文化教育实体,让当时中国人睁眼看世界,了解当时中国在科学文化、政治经济制度上落后于西方的现状,进而改造国家。

三、近代西方医学科学对中国部分知识分子的启蒙作用

一些对中国近代史有过重大影响的名人,受过西医高等教育,然后转向其他领域发展并取得重大成就。中国近代几个杰出人物都受过西医高等教育,康有为的弟弟、维新变法中坚、戊戌六君子之一的康广仁,伟大的民主革命先行者孙中山,孙中山的同学、革命党人郑士良都曾就读博济医院所办医校。国学大师、大教育家陈垣曾先后就读博济医院所办医校与光华医学堂。严复、鲁迅、郭沫若都曾在国外学医。

（一）近代西方医学科学为何对中国人有启蒙作用

近代在中国创建的西医院和西医学校是当时中国人在国内接触到西方物质文明和精神文明的地方。那时的极少数国人正是通过这种场所，了解到当时落后的中国文明与先进的西方文明之间的差距，了解到当时西方先进的政治、经济制度，了解到西方先进的思想文化。当时那些通过西医院和西医学校这种特定渠道看世界的国人中，有的后来就成为开创新时代的先进分子。孙中山在1886年—1887年以孙逸仙之名在博济医院所办医校学医，之后转学到香港继续学医。孙中山就是在学医期间产生了民主革命思想，结识了陈少白等后来成为革命党人的同志，开始走上民主革命道路。孙中山先生自述"予自乙酉中法战败之年，始决倾覆清廷，创建民国之志，由是以学堂为鼓吹之地，以医术为入世之媒"，西医学校成了进行中国民主革命活动的最初场所。

鸦片战争后，国门大开，西方的政治、经济、文化已经全面涌入中国。各类的西方教育开始不受限制地进入中国。但是，由于西医教育在鸦片战争前已打下较厚的基础，办学最具规模，对国人的吸引最大。当时许多志向高远的中国青年选择走学医道路，其中不乏具有各种才干的英才。他们在接受医学高等教育之后或在接受的过程中，在当时特有的形势下，走上适合各自发展的道路。康广仁追随兄长康有为走上为中国救亡图存而进行变法之路，孙中山走上推翻清王朝，在中国建立民主共和制度的革命道路。陈垣后来成为国学大师。

（二）医科教育的特点有利于催生各类特长的人才出现

西医医科教育的一些特性，有利于各种不同气质、不同特长的青年学子选择适合自己特长发展的道路。

西医教育是最早出现在中国的西式科学教育模式，它综合代表了西方近代科学文明的水平。西医教育的学习方式和考试模式，以培养适合工业文明时代的医学科学人才为目的，完全不同于八股式的学习方式和考试模式。它培养出来的学人，最先从士大夫群中分裂出来，成为接受过近代科学文化教育的中国现代知识分子群中最初的一部分。这一中国现代知识分子群的形成，成为中国走向现代化的不可或缺的力量。

西医科学不同于其他学科，它以人为服务对象，包含自然科学与社会科学两大范畴，是一门人文与自然交叉、文理交叉的综合性学科。医学科学几乎涵盖了自然科学最高形态生命科学的众多学科，如物理、化学、生理、生物、微生物、细胞、病毒等学科。西方医学治疗手段借用了所有近现代科技成果，这需要运用医疗手段者掌握涉及机械、电学、光学、放射学、粒子物理等学科的各种医疗专用仪器和工具。由于医学是一门人文与自然交叉、文理交叉的综合性学科，医学教育的内容囊括了人文科学和自然科学的众多学科。也因为医学以人为服务对象，它必然要研究人的心理、思想，探讨家庭社会对人的影响，分析个体与社会之间的关系。这就使学西医者，也要涉猎大部分的社会人文学科，如哲学、心理学、精神病学、社会学、历史学、法学等学科。这就使得中国早期学西医者是那一时代掌握现代知识最全面的人，这对他们以后向其他学科领域发展显然是有利的。这可能是近代一些学西医者，最后能在不同领域取得杰出成就的一个重要原因。

中国古典传统教育强调对整体原理概念的把握，所学的基本是伦理化的理论学说，其内容多是些千百年不易的原理，这些原理可作多种模糊的演绎解释，演绎解释方式又显得僵化呆滞，学习方式和研究方法基本是述而不作和替圣人立言式，不提倡创新，更视标新立异为异端。西医教育典型地代表了西方科学教育的模式，原理概念清晰严密，学问知识是可以量化、细化；知识体系是科学化的，既可条分缕析，又处于一个具有严密关系的整体中；对知识的传授和表述都要求清晰准确，绝不允许模棱两可；西方医学在那时已同整个西方科学一样在突飞猛进地发展，以创新发明为荣，旧的学术理论体系不断被突破。当时中国学习西医的学人，在学医过程中思想必然受到冲击和改造。中国有着新思维方式和新视野的文化新人以西医学人之貌出现。这在孙中山对革命思想的阐述、康广仁在维新变法运动中对变法对策与前景有别于他那一派人的见地,都可发现西医训练的深刻印迹。

西医教育还有一个特点是要解剖尸体。中国人崇拜祖先、鬼神,对人自身和人生充满神秘感,他们一旦解剖尸体,神秘的人体及其生命与思想功能全成为可清楚认知的对象,生命、人生、社会的神秘感荡然无存,可以用科学的方法去认识研究生命、人生、社会成为常识。这对他们的思想方法和认知模式,乃至世界观和人生观都会带来根本解放与全新改变。这个思想解放观念一新的知识分子群体,必然会对自身所处的生活方式、文化氛围、社会环境、政治制度和国家体制重新审视,对不合理之处提出革新的要求,如孙中山、康广仁、陈垣。

由于西医的诞生地在西方,最初在中国传授西医是要依靠西方民族语言进行。学习西医的人一定得掌握足够的西方民族语言。西医学科教育还要修语言课。接受过医学教育的学人一般都掌握多于一种的语言,这使得他们具有译介西方各方面的理论知识进中国的条件。康广仁就能够参与编纂各国变法变革资料的工作,这些变法变革资料成为维新派理论与行动的参考,并影响了上达光绪皇帝,下至知识分子等社会各界人士。孙中山也向中国人介绍了各国革命经验与理论。学贯中西的陈垣,光华医社的创建者之一梁培基,都因其外语能力大助事业的成功。

由于上面已阐述的传统儒家思想文化影响的原因,特别是传统社会尊奉"劳心者治人,劳力者治于人"的观念,中国传统知识分子处理实务的能力较低,实践能力和动手能力亦差。医科教育具有很强的实践性、实用针对性,注重对医务工作者操作能力的培养和训练。这对于冲破中国知识分子中旧有的思维定式、处事方式和行为模式,产生适应新时代需要的新人起了重要作用。于是,一个新型知识分子群的雏形就在中国近代史出现。

西医教育模式训练出来的知识分子,敢于盘根究底、求真辨假、创新立异,旧的思想观念、正统的伦理道德、传统的国家制度束缚不住他们解放了的心志禀质。他们对于过时的伦理道德、衰落的传统文化、腐败没落的国家制度敢怀疑、敢非议、敢改良、敢革新。他们与只受过传统古典教育的士大夫知识分子有着天壤之别。西医医科教育的一些特性，有利于各种不同气质、不同特长的青年学子选择适合自己特长发展的道路。西医科学的启蒙之风润育了第一批具有现代思想意识的新人。

（三）医学科学带来思想观念的更新有利于孕育出时代英杰

中国两千多年来，思想文化领域一直受儒家学思想文化统治。在中央集权制社会正在蓬勃发展的时期，儒家思想文化维护推动传统社会稳定发展，使光辉灿烂的中华文明得以绵延不断地延续。儒家思想文化所倡导的三纲五常、忠孝节义，强调社会稳定的主张，为传统社会的统治者所接受，作为社会、政治、伦理道德及人的行为的规范。传统社会统治者更用儒家学说培养治国治民的人才。在一定的历史时期，儒家学说及其培育出来的人，对维系传统社会的政治稳定、经济发展、生活和谐、文明延续有其积极作用。但是，代表传统社会正统思想文化的儒家思想文化，有保守一面，忽视行动、实践、创新的因素。随着中央集权制性质的传统社会发展到尽头并走向衰落，与之相适应的正统儒家思想文化中原已存在的不健康因素愈益发展。宋朝一代程朱理学盛行一时，并在思想文化领域占了主导地位。到了明代，王阳明"存天理、灭人欲""心即理"的主张盛行一时，强调人的自省、内修，忽视人的行动和实践能力，谈心性成风。儒家思想文化衍生出禁锢人们思想，窒息社会、思想文化生机的成分。

明清社会统治者为了用儒家思想文化规范人们的思想行为，培养国家社会的管理人才，采取八股取士制度。这一中国独有的制度，初建时有其先进性，有利于维护传统社会管治的稳定，利于灿烂的中华传统文化、辉煌的中华文明长久不断地延续发展。然而，这种制度又有窒息思想生机、导人轻视实务的一面，特别是八股文僵死的训练和考试模式更损害人的心智。知识分子只有掌握八股文，才有希望出人头地,飞黄腾达。这样一种思想文化、学习方式、以及选拔人才制度,目的都只是为了培养出传统社会的管理人才。通过这种机制培育出来的人,无论其政治取向和道德品质如何,在现代社会,难有经世致用的才学。天下承平之日,或社会尚可正常运行之时,这些人还能为统治集团服务。到了鸦片战争后,面对西方现代文明他们就无能为力。

中国当时学习西医的学人,接触到完全不同于传统的思想文化和精神伦理道德观念,接受到全新的教育模式和训练方式。这些学人大多是极易接受新事物的青年,其中不乏英才。这时,有别于中国传统士子的适应新时代的现代化之才就产生出来。他们中有的在学医过程中,通过学习西方的医学伦理、医德、哲学、社会学等科目,接触到民主、自由、平等思想,看到什么是人权观念,了解到男女性别歧视的不合理。这些被当时的传统认为大逆不道的思想观念,引起他们思想上的强烈震荡。其中有的人,因而对那些落后的传统产生怀疑、批判意识,思想观念发生了剧变,成为传统专制社会的叛逆者。有的成为孙中山这样的革命家,有的成为康广仁这样改革者,有的成为陈垣这样的国学大师。这些学医的学人不少成了时代先进分子,并簇拥着他们中的杰出代表登上历史舞台。一个有着康广仁、孙中山、梁培基、陈垣的新型知识分子群就在中国近代史出现。

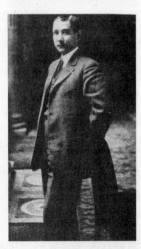 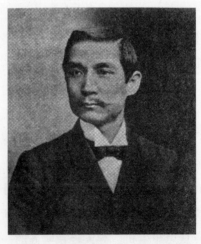

图3-1　1896年的孙中山　　图3-2　同盟会成立前的孙中山

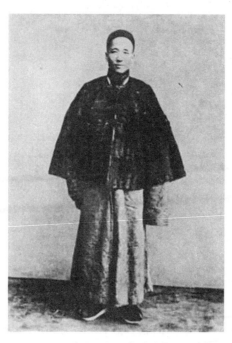

图 3-3 康广仁

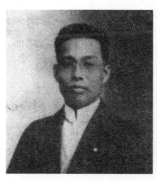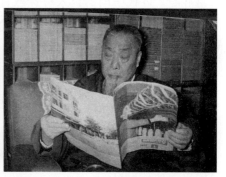

图 3-4 陈垣（1880—1971），协助创办光华医学堂，光华首届毕业生，先后担任北京辅仁大学校长、北京师范大学校长

参考文献

[1] 李经纬,程之范. 中国医学百科全书——医学史 [M]. 上海:上海科学技术出版社,1987.

[2] 朱潮. 中外医学教育史 [M]. 上海:上海医科大学出版社,1988.

[3] 嘉惠霖,琼斯. 博济医院百年 [M]. 沈正邦,译. 广州:广东人民出版社,2009.

[4] 鲍静静. 近代中国的盲人特殊教育——以广州明心瞽目院为例 [J]. 广西社会科学,2007(05).

[5] Ming Sam School for the Blind [Z]. 广东省档案馆藏,档号:92-1-430.

[6] 曹思彬,林维熊,张至. 广州近百年教育史料 [Z]. 广州:广东人民出版社,1983.

[7] 嘉惠霖,琼斯. 博济医院百年 [M]. 沈正邦,译. 广州:广东人民出版社,2009.

[8] 余美德:纪夏葛医校创始事迹 [D]. 见:中山文献馆藏. 夏葛医科大学三十周年纪念录,1929.

[9] 陈国钦. 夏葛医科大学与中国近代西医教育的发端 [J]. 教育评论,2002,(06).

[10] 夏葛医学院. 学校史略 [D]. 见:夏葛医学院章程附柔济药剂学校章程(1931—1932),[出版者不详],1934.

[11] 夏葛医学校. 8(1915—1916). 1918.

［12］夏葛医科大学．夏葛医科大学三十周年纪念录［M］．1929．

［13］柔济医院．柔济医院史略（第43卷）［M］．广州市档案馆，1947．

［14］Annual Report（1905）The Medical Missionary Society in China，Canton China China Report Publication Society，1905．

［15］中国人民政治协商会广东省广州市委员会文史资料研究会．广州文史资料：第28辑［M］．广州：广东人民出版社，1982．

［16］中国人民政治协商会广东省广州市委员会文史资料研究会．广州文史资料：第26辑［M］．广州：广东人民出版社，1982．

［17］刘小斌，陈沛坚．广东近代的西医教育［J］．中华医史杂志，1986，3（16）．

［18］广东省地方史志办．广东省志·卫生志［M］．广东人民出版社，2003．

［19］广州市政协和文史资料委员会．广州文史资料存稿选编10［M］．中国文史出版社，2008．

［20］郑浩华．郑豪——光华百年史料集［M］．广州：中山大学出版社，2008．

［21］BOWERS，J. Z. Western Medicine in a Chinese Palace：Peking Union Medical College，1917—1951［M］．Philadelphia：The Josiah Macy，Jr. Foundation，1972．

［22］何达志．名门望族　梁培基家族　妙手制药成巨富　实业救国终苍凉［N］．南方都市报，2009-2-2．

［23］鞠冉．梁培基与"发冷丸"的故事［J］．首都医药，2008，（11）．

［24］林天宏．中国西医教育先驱．梁培基．愿为医学坐牢［R］．中国青年报，2009-06-24．

［25］甄志亚．中国医学史［M］．北京：人民卫生出版社，1991．

［26］王尊旺．嘉约翰与西医传入中国［J］．中华医史杂志，2003，33（02）．

［27］金干．西方医学教育的传入发展及历史经验（上）［J］．中国高

等医学教育，1992，(06).

[28] 陈雁，张在兴. 西医教育在近代中国的确立[J]. 西北医学教育，2008，16 (01).

[29] 刘泽生，刘泽恩. 博济医学堂[J]. 中华医史杂志，2004，34 (01).

[30] 李志刚. 基督教早期在华传教史[M]. 台北：台湾商务印书馆，1985.

[31] 吴义雄. 在宗教与世俗之间——基督教新教传教士在华南沿海的早期活动研究[M]. 广州：广东教育出版社，2000.

[32] 刘泽生. 哈巴在广州[J]. 广东史志，2002，(04).

[33] 郝平. 无奈的结句——司徒雷登与中国[M]. 北京：北京大学出版社，2002.

[34] 黄菊艳. 近代广东教育与岭南大学（广东档案馆图片）[M]. 香港：商务印书馆，1995.

[35] Canton Hospital. Annual Report of the Canton Hospital and the South China Medical Coll ege (for the year 1909)[M]. Canton (China): Press of China Baptist Publication Socicty, 1910.

[36] 话说老协和编委会. 部分外国人名译名对照见：话说老协和（附录）[M]. 北京：中国文史出版社，1987.

[37] 阮仁泽，高振农. 上海宗教史[M]. 上海：上海人民出版社，1992.

[38] 陆明. 上海近代西医教育概述[J]. 中华医史杂志，1996，(01).

[39] Canton Hospital. Annual Report of the Canton Hospital and the South China Medical College (for the year 1915)[M]. Canton (China): Press of China Baptist Publication Society, 1916.

[40] 广州市地方志编纂委员会. 广州市志（十九卷：人物志）[M]. 广州：广州出版社，1996.

[41] 石川光昭. 医学史话[M]. 沐绍良，译. 上海：商务印书馆，1937.

[42] 毛守白. 中国人体寄生虫文献提要 [M]. 北京：人民卫生出版社, 1990.

[43] Canton Hospital. Annual Report of the Canton Hospital and the South China Medical College (for the year 1913) [M]. Canton (China)：Press of China Baptist Publication Society, 1914.

[44] 叶农. 新教传教士与西医术的引进初探——《中国丛报》资料析. 广东史志, 2002, (03).

[45] Willam W. C, MARY H. J. At the point of lancet, One Hundred years of Canton Hospital (1835—1935) [M]. Shanghai：Kelly & Walsh, Limited, 1935.

[46] 赵春晨, 雷雨田, 何大进. 基督教与近代岭南文化 [M]. 上海：上海人民出版社, 2002.

[47] 李瑞明. 岭南大学 [M]. 香港：岭南（大学）筹募发展委员会, 1997.

[48] Chinese Medical Association. The Chinese Medical Directory (1949) [M]. Shanghai：Chinese Medical Association, 1949.

[49] 董佛颐. 广州城坊志 [M]. 广州：广东人民出版社, 1994.

[50] 王吉民, 伍连德. 中国医史 [M]. THE TIENTSIN PRESS LTD. Tientsin, China, 1931.

[51] 国家教育委员会. 中国名校 [M]. 北京：外文出版社, 1995.

[52] 朱潮. 中外医学教育史 [M]. 上海：上海医科大学出版社, 1988.

[53] 许崇清. 私立岭南大学孙逸仙博士医学院一览 [M]. 广州：私立岭南大学出版, 1938.

[54] 刘善龄. 西洋风——西洋发明在中国 [M]. 上海：上海古籍出版社, 新华书店上海发行所发行, 1999.

[55] 远德玉. 自然科学发展概述 [M]. 沈阳：辽宁人民出版社, 1991.

[56] Bowers, John Z, Bowers M D. Western Medicine In A Chinese Palace [M]. Published by Tiosak Macy, Tr. Foundation. in 1972

U.S.A.（《西方医学中国的殿堂》）．

[57] 广州市文史研究馆．珠水遗珠［M］．广州：广州出版社，1998．

[58] 广州市荔湾区地方志编纂委员会办公室．西关地名掌故［M］．广州：广东省地图出版社，1997．

[59] 高时良．中国教会学校史［M］．湖南：湖南教育出版社，1994．

[60] 尚明轩．孙中山传［M］．北京：北京出版社，1979．

[61] 方汉奇．中国近代报刊史［M］．山西：山西教育出版社，1981．

[62] 佚名．复翟理斯函［Z］．影印本．

[63] 佚名．总理遗墨［Z］．影印本．

[64] 孙总理信奉耶教之经过：美国喜嘉理牧师关于孙总理信教之追述［M］．//冯自由．革命逸史：第2集．北京：新星出版社，2009．

[65] 沈渭滨．孙中山与辛亥革命［M］．上海：上海人民出版社，1993．

[66] 刘国强．试析近代广州教会医院的特点［J］．广州大学学报（社会科学版），2003，（03）．

[67] 何小莲．西医东传：晚清医疗制度变革的人文意义［J］．史林，2002，（04）．

[68] 梁碧莹．"医学传教"与近代广州西医业的兴起［J］．中山大学学报（社会科学版），1999，（05）．

[69] 孙希磊．基督教与中国近代医学教育［J］．首都师范大学学报（社会科学版），2008年增刊．

[70] 刘泽生．广州南华医学堂［J］．广东史志视窗，2008，（02）．

[71] 余前春．西方医学史［M］．北京：人民卫生出版社，2009：5．

[72] 吴枢，张慧湘．近代广东的西医传播和西医教育［J］．广州医学院学报，1996（06）．

[73] 王芳．嘉约翰与晚清西方医学在广州的传播［D］．中山大学，2006．

[74] 马伯英. 中国医学文化史（下卷）［M］. 上海：上海人民出版社，2010.

[75] 陈雁. 近代中国西医教育的几种发展模式［J］. 高等教育研究，2008，(01).

[76] HUARD, P. 1970. Medical education in south–east Asia（excluding Japan）［C］//In O'MALLEY. C. D. The History of medical education: an international symposium held February 5–9, 1968［C］. Berkeley: University of California Press, 1970.

[77] 鲁迅. 朝花夕拾·藤野先生［M］. 北京：人民文学出版社，1973.

[78] 鲁迅. 呐喊·自序，鲁迅选集［M］. 北京：人民文学出版社，1983.

[79] 郭沫若. 郭沫若选集·自序，郭沫若选集［M］. 开明书店，1951.

[80] 郭沫若. 创造十年［M］. 现代书局，1932.

[81] 中山纪念博济医院九十九周年年报（民国二十三年七月）［Z］. 中山大学医学档案馆收藏，中山医科大学档案，1992，26.

[82] 私立岭南大学附属博济医院一百周年年报（1934—1935）［Z］. 中山大学医学档案馆收藏，中山医科大学档案，1992，17.

[83] 中山大学附属第一医院院史编委会. 中山大学附属第一医院院史：1910-2010［M］. 天津：天津古籍出版社，2010.

[84] 广州市政协和文史资料委员会. 广州文史资料选编21辑［M］. 广州：广东人民出版社，1980.

[85] 金曾澄. 中山纪念博济医院概况（民国二十三年三月）［D］. 中山大学医学档案馆收藏，中山医科大学档案，1992，25.

[86] 董少新. 形神之间——早期西洋医学入华史稿［M］. 上海：上海古籍出版社，2012.

[87] 徐恒彬. 华南考古论集［M］. 北京：科学出版社，2001.